Hans-Heinrich Jörgensen

174 Fragen zu den Schüßler-Salzen

beantwortet von A-Z

Hans-Heinrich Jörgensen

174 Fragen zu den Schüßler-Salzen

beantwortet von A-Z

Weg zur Gesundheit Verlag GmbH
Dormagen, Mai 2007
ISBN 978-3-925207-15-0

»Manchmal könnte man meinen, es gibt immer noch nicht genug Bücher zu den Schüßler-Salzen.«

Groß ist die Zahl der Bücher, die über die Biochemie Dr. Schüßlers, auch gerne liebevoll als „Schüßler-Salze" oder „Salze des Lebens" bezeichnet, berichten. Die Aufmachung ist ebenso wie der Exkurs sehr unterschiedlich. Dabei müßte doch nun nach über 130 Jahren eigentlich alles aufgeschrieben sein.

Der Alltag zeigt, dass es sehr viele Fragen rund um das Thema Schüßler-Salze gibt, die viele Anfänger aber auch alte Hasen immer wieder an den Biochemischen Bund Deutschlands e.V. herantragen. Und sehr viele dieser Anfragen landen dann beim Vizepräsidenten Hans-Heinrich Jörgensen, der mit unendlicher Geduld, aber auch mit freudigem Interesse die unterschiedlichsten Fragestellungen aus seinem reichen Erfahrungsschatz über 40 jähriger praktischer Tätigkeit als Heilpraktiker zu beantworten versucht. Manche Fragestellungen haben dabei bereits zu eigenständigen Ausarbeitungen geführt. Nun hat Hans-Heinrich Jörgensen die meistgestellten und für die Allgemeinheit oft interessanten Fragestellungen zu einem kleinen Buch zusammengetragen.

Die vielen unterschiedlichen Fragen zeigen das große Interesse an der Biochemie. Möge diese Sammlung vieler Fragen und Antworten zu einem besseren Verständnis der Biochemie Dr. Schüßlers beitragen und den Umgang mit diesem wunderbaren Arzneischatz verbessern. In diesem Sinne wünsche ich diesem kleinen Werk viele interessierte Leser.

Dormagen, im Mai 2007

Dierk Schildt, Präsident
Biochemischer Bund Deutschlands e.V.

Abspecken

Mein Arzt riet mir, unbedingt aus gesundheitlichen Gründen, abzunehmen. In einem Gespräch mit einer Bekannten erfuhr ich von den „Schüßler-Salzen". Bei einer Nachfrage in der Apotheke wurden mir die Salze Nr. 10 (morgens 5 Stück), Nr. 5 (mittags 5 Stück) und Nr. 9 (abends 5 Stück) empfohlen.

Vorab: die biochemischen Tabletten sind kein Abspeckmittel, sondern sie können die Probleme, die beim Abspecken entstehen, besser verträglich machen.

Statt 5 Tabletten zu schlucken, wirken 2 Tabletten gelutscht besser. Die kleine Salzmenge, die darin enthalten ist, muss nicht den langen Umweg über Magen, Darm und Leber nehmen, sondern gelangt direkt ins Blut.

Nr. 4 hilft beim Entwässern und beugt bei einer Nulldiät dem Kaliummangel vor,

Nr. 5 stabilisiert die Nerven während der Abnehm-Stress-Periode,

Nr. 7 löst Krämpfe,

Nr. 9 baut freigesetzte Säuren ab,

Nr. 10 fördert das Ausscheiden,

Nr. 11 lindert Gelenkschmerzen

Hinsichtlich einer sinnvollen Diät werden wir jede Woche mit neuen Wunder-Ideen bombardiert. Ich empfehle meinen Patienten gern, sich an der Broteinheiten-Austauschtabelle der Diabetiker zu orientieren. Immerhin: 20 Gramm Erbsenpüree oder 240 Gramm grüne Bohnen haben den gleichen Nährwert. Eine abwechslungsreiche und mäßige Ernährung – und das nicht nur für 4 Wochen sondern dauerhaft – ist immer noch das Beste.

Abstoßungsreaktion

Für die Haut wollte ich gerne eine „Kur" mit verschiedenen Schüßler-Salzen machen, darunter auch Silicea. Nun habe ich gelesen, dass Leute mit Implantaten jeglicher Art Silicea-Tabletten nicht einnehmen sollten, da sie zur Abstoßung führen könnten.

Derlei habe ich weder in meinen Broschüren noch sonst wo gelesen, wüsste es aber gern, da ich seit Mai ein künstliches Hüftgelenk habe. Falls Sie mir etwas dazu sagen könnten, wäre ich Ihnen sehr dankbar.

Sie können ganz beruhigt sein, Silicea wird Ihr Hüftgelenk nicht abstoßen.

Bei eitrigen Prozessen, die eingedrungene Fremdkörper abstoßen wollen, hat es die Beobachtung gegeben, dass dieser Vorgang unter Silicea besser abläuft. Daraus hat irgendwer dann die unsinnige Warnung gestrickt, die durch einige Veröffentlichungen geistert.

Achilles-Sehne oder Fersensporn

Meine Achilles-Sehne war gerissen und der Arzt hat einen Fersensporn, evt. auch eine Gelenksentzündung festgestellt. Trotz Strahlenbehandlung, Cortison und Ruhe lassen meine Schmerzen im Fersenbereich nicht nach. Ein anderer Arzt verordnet Bewegung. Kann die Biochemie helfen?

So ganz erkennbar ist aus Ihrer Schilderung nicht, was denn nun eigentlich wirklich im Fuß vor sich geht. Ich nehme an, dass die gerissene Achillessehne operiert und verheilt ist, allerdings kann das immer noch Schmerzen auslösen.

Ein Fersensporn wird oft per Zufall diagnostiziert, ohne dass er jedoch die wirkliche Ursache der Schmerzen ist. Wenn ja, sollte er operativ entfernt werden. Differenzialdiagnostisch ist auch an eine Ischialgie oder an Durchblutungsstörungen zu denken.

Die Röntgenbehandlung einer Arthritis halte ich für wenig sinnvoll, und sie hat ja offenbar auch keinen Erfolg gebracht. Allerdings schreiben Sie von „Strahlenbehandlung“. Ich gehe davon aus, dass es sich nicht um eine Strahlentherapie im Sinne einer Krebsbehandlung gehandelt hat.

Cortison kann eine akute Entzündung zwar zurückgehen lassen, beseitigt aber nicht die Ursache der Entzündung, so dass dadurch kaum eine Heilung erfolgen dürfte. Eine gewisse Schonung ergibt sich ja ganz automatisch aus den Schmerzen. Mit der Empfehlung, dennoch in Bewegung zu bleiben, hat Ihr Arzt Recht.

Aus dem Bereich der Biochemie würde ich wegen der Entzündung zunächst zur Nummer 3 (Ferrum phosphoricum D12) raten, für eine Woche 6 – 12 x tgl. 1 Tabl. auf der Zunge zergehen lassen. Zur Festigung des Bindegewebes (Knorpel, Kapsel, Sehnen) die Nummer 11 (Silicea D12) und die Nummer 4 (Kalium chloratum D6), das über einen längeren Zeitraum von ca. einem Jahr mit 3 x tgl. je 1 Tablette.

ADHS

Auf Ihrer Homepage habe ich viele Indikationen gesehen und ich selbst greife auch auf das eine oder andere Salz zu. Nun habe ich Sorgen betr. meines Sohnes und überlege, ob es nicht auch ein Salz für ihn gibt. Er kann sich schlecht konzentrieren, neigt zur Hyperaktivität, hat Teilleistungsschwächen und ist ausgesprochenen Stimmungsschwankungen unterlegen. Können Sie mir eine Empfehlung aussprechen?

Wir sind heute mit der Diagnose ADHS und Hyperaktivität schnell zur Hand, wenn ein Kind sich bei einem langweiligen Lehrer, der einen langweiligen Stoff gelangweilt vorträgt, nicht konzentrieren kann. Ich rate immer zu äußerster Vorsicht, dem Problem mit Medikamenten zu Leibe rücken zu wollen, weil immer pädagogische Maßnahmen im Vordergrund stehen müssen. Auch fürchte ich, dass der Schritt vom biochemischen Mittel zu Ritalin® und ähnlichen Drogen schnell getan ist, wenn der Erfolg nicht prompt eintritt.

Wenn also überhaupt etwas gegeben werden soll, dann die Nummer 5 (Kalium phosphoricum D6), das die Stabilität der Nerven verbessert.

Akne

Ich habe Ihre Schrift über die Schüßlersalze mit Begeisterung gelesen. Seit ca. 4 Jahren leide ich an unreiner Haut. Ich war schon bei unterschiedlichen Hautärzten und Kosmetikerinnen. Es konnte jedoch bis jetzt keine genaue Diagnose erstellt werden. Ich habe sehr viel Geld für Cremes und Kosmetik ausgegeben. Doch geholfen hat mir gar nichts. Die Beschreibung im Buch zum Thema Akne trifft auf mich zu. Allerdings bin ich mir nicht ganz sicher, ob ich wirklich unter Akne leide. Soll ich die Creme Nr. 11 und Calcium Nr. 1 mischen, sowie morgens und abends nach der Reinigung anwenden?

Wenn nicht ganz klar ist, was denn unter der „unreinen Haut" zu verstehen ist, fällt natürlich ein Ratschlag schwer. Sofern sich – ob Akne oder nicht – entzündliche Pusteln zeigen, würde ich in erster Linie an die Nummer 3 (Ferrum phosphoricum D12) denken, und zwar als Tablette, 3 x tgl. 1 Tablette im Munde zergehen lassen. Sind die Eiterpickel schon chronisch, greifen Sie zur Nummer 12 (Calcium sulfuricum D6).

Zu viel verschiedene Kosmetika machen die Sache eher schlimmer statt besser. Vielleicht ein Weilchen nur Wasser und Seife? Wenn Sie das Gefühl haben, äußerlich etwas tun zu müssen, dann die biochemische Salbe Nr. 3 morgens und Nr. 11 zur Nacht.

Treten die Beschwerden im Zusammenhang mit dem Monatszyklus auf, kann sich auch ein Versuch mit einem pflanzlichen Cimicifuga-Präparat (Silbertraubenkerze) lohnen.

Alle 12 Salze

Ihre Biochemie-Homepage ist großartig, übersichtlich und informativ. Mein Kompliment! Aber zu einer Sache habe ich keine Auskunft gefunden: Gibt es ein Mittel, das man einnehmen kann und in dem alle zwölf Salze enthalten sind? So als Kur um den Organismus aufzupeppen?

Ja, vor über dreißig Jahren habe ich einmal eine Rezeptur entwickelt, in der alle essenziellen Mineralien und Spurenelemente enthalten sind, und zwar in einer Mengenrelation, wie sie physiologisch auch im Serum vorherrscht. Allerdings sind die Salze dort nicht homöopathisch potenziert sondern als Ursubstanz.

Es sind die Neukönigsförder Mineraltabletten NE, die heute von der Fa. Desma in Mainz angeboten werden, zu beziehen in jeder Apotheke.

Ich verordne meinen Patienten mit massiven Mängeln gerne zu Beginn der Therapie ein solche Packung, und mache dann gezielt mit Schüßlersalzen weiter.

Alterswarzen

Ich habe gehört, dass Schüßler-Salze auch bei Alterswarzen helfen können. Wenn dem so ist, möchte ich gerne wissen, welche das sind.

Hinter dem Begriff „Alterswarzen“ kann sich viel verstecken. Handelt es sich tatsächlich um Warzen – unabhängig vom Alter eine Virusinfektion – würde ich an die Nr. 3 der Biochemie denken.

Sind die Wucherungen durch Pigmente braun verfärbt, halte ich eine sorgfältige Untersuchung durch den Hautarzt für unerlässlich, um ein bösartiges Melanom auszuschließen.

Aber ich vermute eher, dass es sich um die harmlosen Hautanhängsel handelt, wie sie bei fast jedem älteren Menschen auftreten. Da würde ich nichts unternehmen, es sei denn, sie stören sehr. Dann ist es ein Leichtes, sie mit einem kleinen Schnitt in Lokalanästhesie zu entfernen.

Anämie

Ich leide trotz Eisentherapie, Vitaminspritzen und Bluttransfusionen unter einer Anämie mit einem Hämoglobinspiegel von 7,9 g%. Nach Einnahme von 3 x tgl. 2 Tabletten Biochemie Nr. 3 und Nr. 7 hat sich das auf 9,7 g% und schließlich auf 10,9 g% gebessert. Soll ich so weitermachen oder die Dosis erhöhen?

Ein Hämoglobinwert von 7,9 g% ist in der Tat ein bedenklicher Wert, der für einen Sickerblutungsherd im Harnwegs- oder Darmbereich spricht. Sie sollten schon versuchen, das abklären zu lassen. Dass die beiden biochemischen Mittel den Hb-Wert verbessert haben, ist ja sehr erfreulich und spricht für die Wirkprinzip-These der Biochemie, dass wir mit den kleinen Mengen Signale für eine bessere Verwertung großer Mengen der jeweiligen Mineralsalze setzen.

Ich würde auf jeden Fall so weitermachen. Sie können damit auf keinen Fall schaden. Eine Dosiserhöhung halte ich nicht für sinnvoll, denn die bisherigen Erfolge sprechen ja für die bisherige Dosis.

Angst vor Gewitter

Ich leide schrecklich unter allen möglichen Ängsten, z.B. vor Prüfungen, vor Gewitter und vor dem Fliegen. Nun habe ich eine Gesprächstherapie begonnen. Irgendwo stand, dass Calcium carbonicum helfen kann.

Die Empfehlung, Calcium carbonicum gegen Gewitterängste einzunehmen, ist eine sehr subjektive individuelle Erfahrung des Autors, die auszuprobieren sicher nicht schadet, zumal sie ja auch nicht sehr kostenträchtig ist.

Der Weg, den Sie bereits eingeschlagen haben, durch eine Gesprächstherapie diese Ängste in den Griff zu bekommen, scheint mir aber viel wichtiger zu sein. Ängste, welcher Art auch immer, muss man im Kopfe verarbeiten. Und die Ängste, die Sie schildern, sind doch ganz normal. Wer hat vor einer Prüfung keine Angst? Nach dem Bestehen der Prüfung ist sie verschwunden. Da der Mensch von Natur aus nicht fliegen kann, ist auch die Flugangst verständlich. Nach der 12. Urlaubsreise lässt auch das nach. Und gegen die gesteigerte Gewitterangst im eigenen Hause dürfte eine gute Feuerversicherung ein zusätzliches Argument sein.

Antagonisten (siehe auch unter Wechselwirkung)

In dem Buch von Gräfin Wolffskeel ist auf S. 35 eine kleine Tabelle zu den Antagonisten bei den Salzen abgedruckt. Lange Jahre haben meine Familie und ich uns in dieser Frage, die ja nicht in jeder Publikation angesprochen wird, an den Angaben von Herrn Emmrich orientiert. Er sagt, dass Ca, Na und K jeweils Gegenspieler sind, also nicht miteinander genommen werden sollten. Hingegen seien Fe, Mg und Si mit allen Mittel verträglich. In der Tabelle von Gräfin Wolffskeel sind jedoch auch Mg und K sowie Fe und Ca Antagonisten. Dadurch sind wir nun ein bisschen in der Anwendung irritiert. Meine Anfrage ist nun, wie bei dieser Thematik im Allgemeinen umgegangen wird bzw. ob es bestimmte Erfahrungsberichte dazu gibt.

Die Homöopathie kennt aus den homöopathischen Arzneimittelprüfungen einander entgegen wirkende Stoffe, die nicht immer mit den schulmedizinisch bekannten Antagonisten identisch sind. Daher auch ein bisschen die verwirrenden Angaben in der biochemischen Literatur. Der eine beruft sich auf die naturwissenschaftlichen Erkenntnisse, der andere auf die Regeln der Homöopathie. Da die Schüßler'sche Biochemie nicht Homöopathie im Sinne der Hahnemannschen Ähnlichkeitsregel ist, sondern sich lediglich der homöopathischen Aufbereitung zur besseren Bioverfügbarkeit bedient, würde ich den Schwerpunkt auf die Antagonisten der naturwissenschaftlichen Pharmazie legen. Da stören sich insbesondere Magnesium und Calcium sowie Natrium und Kalium jeweils gegenseitig. Das macht sich jedoch nur bei der Resorption bemerkbar. Im Blut nachher sind ja immer alle Mineralien vorhanden, und der Körper kann das schon ganz gut sortieren.

Um solche Störungen zu vermeiden empfehlen wir grundsätzlich, verschiedene Salze nicht zusammen, sondern nacheinander zu nehmen, und zwar nicht zu schlucken, sondern auf der Zunge zergehen zu lassen. Das gilt für alle Salze, da es über die oben erwähnten hauptsächlichen noch ein paar kleinere Störfaktoren gibt, die zum Teil noch gar nicht richtig erforscht sind. Wenn Sie gegen diese Regeln verstoßen, entsteht weder Rattengift noch Schießpulver. Sie müssen aber von einer Minderung der Wirkung ausgehen.

Armschmerzen

Ich suche eine Heilmethode für ein Leiden eines Familienmitgliedes. Der Spinalgang im Rückenmark hat sich auf Grund jahrelanger einseitiger Benutzung eines Gehstockes verengt und verursacht starke Schmerzen im rechten Arm. Heilbar scheint es nicht zu sein, nur zu lindern. Hätten Sie einen Vorschlag, welches Schüßler-Salz bzw. welche Kombination helfen könnte? Oder eine andere Idee? Ich wäre Ihnen sehr dankbar.

Wenn die Schmerzen von einer Spinalgangverengung im Bereich der Halswirbelsäule kämen, wären mit ziemlicher Sicherheit auch Lähmungen und andere Funktionsstörungen vorhanden. Ich denke vielmehr, dass es sich um Verspannungen der Nackenmuskulatur oder auch um ein Problem der Schulter handelt.

Aber wie auch immer: in jedem Fall würde ich an die biochemischen Mittel Nr. 11 (Silicea D12) für das Bindegewebe, Nr. 3 (Ferrum phosphoricum D12) gegen akute Entzündungen und Nr. 7 (Magnesium phosphoricum D6) gegen Verkrampfungen denken. Für alle gilt: 3 x tgl. 1 Tablette im Munde zergehen lassen.

Aroma-Öle

Da ich neben der Biochemie auch mit Aromaölen meine Gesundheit stabilisiere möchte, habe ich die Frage, ob sich die Öle mit den Salzen vertragen.

Ich sehe keine Probleme bei der Kombination von Schüßlersalzen und Aroma-Ölen.

Arthrose

Welche Schüßler-Salze/Ergänzungsmittel kann ich bei Arthrose nehmen? Die mir hier gegebenen Auskünfte sind sehr widersprüchlich.

In erster Linie sollten Sie die Nummer 11 (Silicea D12) anwenden. Das ist das klassische Mittel für alle degenerativen Erkrankungen des Bindegewebes.

Bei aufgepfropften Entzündungen kommt auch die Nummer 3 (Ferrum phosphoricum D12) in Frage. Ist der Säure-Basen-Haushalt gestört, die Nummer 4 (Kalium chloratum D6). Machen Verspannungen Schmerzen, denke ich an die Nummer 7 (Magnesium phosphoricum D6).

Sie sehen, die unterschiedlichen Auskünfte kommen ein bisschen daher, dass die Ratschläge die Schwerpunkte unterschiedlich gesetzt haben.

Apotheken-Kompetenz

Seit kurzem interessiere ich mich für Schüßler-Salze. Ich habe mich inzwischen in drei verschiedenen Apotheken beraten lassen, bin aber nicht so recht zufrieden damit. Ich habe den Eindruck, dass man über die Schüßler-Salze dort in Wirklichkeit gar nicht Bescheid weiß. Jedes Mal bekomme ich eine Broschüre in die Hand, mit dem Rat, ich solle sie mal durchlesen und das Richtige für mich raussuchen. Nun meine Frage an Sie: was muss ich beachten, wenn ich im Krankheitsfall andere Medikamente einnehmen muss?

Ihr Eindruck von der Beratungskompetenz ist so ganz falsch nicht. Darum bemühen wir uns auch, durch Seminare Apotheker und ihr Personal, Ärzte und Heilpraktiker gründlich zu informieren.

Hinsichtlich anderer Arzneien gibt es keine Probleme, allenfalls können starke schulmedizinische Mittel die Wirkung der Schüßler-Salze einschränken.

Asbestose

Ein Patient von mir hat Asbestose, hervorgerufen durch Arbeit auf der Werft. Was kann er nehmen, damit das Gewebe elastisch bleibt oder wird? Was kann er nehmen, wenn er durch die Asbestose bedingt eine Lungenentzündung bekommt?

Sehr geehrter Herr Doktor,

Sie erwarten sicher nicht, dass die Asbestose sich durch biochemische Mittel heilen lässt. Aber die Schäden, die in der Lunge entstehen, gehen mit einer Verhärtung des Bindegewebes, einer Fibrose, einher. Und da würde ich zur Verminderung der Verhärtung unser Mittel Nummer 11 (Silicea D12) empfehlen. Da durch die Lungenbeeinträchtigung oft das Herz in Mitleidenschaft gezogen ist, käme hierfür ergänzend zu Ihrer Behandlung die Nummer 5 (Kalium phosphoricum D6) in Frage, und bei einer Lungenentzündung natürlich das klassische Entzündungsmittel Nr. 3 (Ferrum phosphoricum D12).

Von allen Mitteln lassen Sie 3 x tgl. 1 Tabl. auf der Zunge zergehen.

ASS 100 oder Biochemie?

Ich habe vor zwei Jahren einen Venenastverschuß im rechten Auge gehabt. Zur Vorsorge nehme ich ASS 100; dieses Mittel soll die Gerinnung des Blutes verhindern. Kann ich mit einem Schüßler-Salz mit einem Produkt ohne Nebenwirkungen den gleichen Effekt erzielen?

ASS 100 verhindert nicht die Blutgerinnung, sondern verzögert sie allenfalls. Wenn wirklich die Gerinnung wirksam verhindert werden soll, käme Marcurmar in Frage.

Aber da die Blutgerinnung ja ein lebensnotwendiger Schutz gegen das Verbluten bei Unfällen und auch bei schleichenden unbemerkten Blutungen im Magen-Darm-Trakt darstellt, stellt sich die Frage, ob denn der erhoffte Nutzen zur Vorbeugung eines erneuten Venenverschlusses die Risiken rechtfertigt.

Bei dem Venenverschluss im Auge ist ja auch nicht die Gerinnung die eigentliche Ursache gewesen, sondern es muss mehr hinzugekommen sein. Nur Ihr Augenarzt kann klären, ob das Risiko einer Wiederholung überhaupt im Raume steht.

Biochemische Mittel (Nr. 5 und Nr. 7) können zwar die Durchblutung verbessern, aber nicht die Blutgerinnung ausbremsen.

Asthma bronchiale

Hej, ich habe eine ganz dringende Frage an Sie. Mein 2-jähriger Sohn hat seit ca. 6 Monaten öfters asthmatische Bronchitis und nun auch eine Lungenentzündung, die mit Antibiotika behandelt wurde. Ich wohne in Dänemark. Meine Frage an Sie ist nun: kennen se in Kopenhagen einen guten Heilpraktiker oder kennt einer ihrer Mitglieder vielleicht einen guten Heilpraktiker hier?

Leider können wir in diesem Fall nicht helfen. Uns ist kein Heilpraktiker in Kopenhagen oder Dänemark bekannt, den wir Ihnen empfehlen könnten. Der Kleine sollte aber auf jeden Fall unter ärztlicher Kontrolle bleiben. Wenn die Diagnose „Asthma" richtig ist, gehen bei jedem Anfall Lungenbläschen zu Grunde, was irgendwann als bleibenden Schaden ein Emphysem hinterlässt. Darum ist es wichtig, Anfälle zu vermeiden.

Wie auch immer der Arzt therapiert, ich würde aus dem Bereich der Biochemie zusätzlich an die Nr. 2 (Calcium phosphoricum D6) und an das Ergänzungsmittel Nr. 21 (Zincum chloratum D6) denken.

Augenlidlähmung mit Depression

Welche Salze kann man bei einer Augenlidlähmung einnehmen? Es ist ein besonders schwieriger Fall, verbunden mit einer Depression.

Handelt es sich wirklich um eine echte Lähmung oder nur um „hängende Lider". In beiden Fällen würde ich einen Versuch mit dem nervenwirksamen Mittel Nr. 5 (Kalium phosphoricum D6) machen, wobei die Erwartung bei einer richtigen Lähmung allerdings sehr begrenzt sein dürfte.

Wohl aber kann ich mir vorstellen, dass die Depression sich bessert. Lesen Sie dazu aber vielleicht auch einmal im Internet meinen sehr kritischen Aufsatz „Depression – die erfundene Diagnose" unter www.nam.de und von dort zu meinen Aufsätzen.

Ausbildung zum Schüßlertherapeuten oder Mineralstoffberater

Könnten Sie mir sagen, welche Ausbildungsmöglichkeiten es zum Therapeuten für Schüßlersalze oder zum Mineralstoffberater gibt? Wo finde ich Informationen dazu?

Die berufsmäßige Therapie mit Schüßlersalzen ist nach deutschem Recht Ausübung der Heilkunde. Dazu muss man Arzt oder Heilpraktiker sein. Sie haben natürlich die Freiheit, Ihrem Nachbarn jederzeit einen freundschaftlichen Rat zu erteilen, gewerbsmäßig wäre das aber strafbar.

Der Biochemische Bund Deutschlands e.V. und seine örtlichen Vereine veranstalten regelmäßig öffentliche Vorträge, die Sie auf unserer Internet-Site und in der Presse finden, und in denen allgemeine Informationen zur Biochemie gegeben werden. Ebenso Seminare speziell für Apotheker, Ärzte und Heilpraktiker. Auch diese Seminare finden Sie auf unserer Homepage.

Bandscheibenoperation

Nach einer Bandscheiben-Operation vor 2 Monaten, Lendenwirbel 2/3, leide ich unter Nerv-Irritationen, Störungen des Sympathikus-Nerven, vom Knie bis in das Gesäß, sowie Stuhlgang- und Harn-Probleme. Von den behandelnden Ärzten werde ich wiederholt darauf aufmerksam gemacht, dass eine Verbesserung möglich erscheint, aber Geduld erforderlich ist. Ich möchte diesen Vorgang beschleunigen, z. B. durch die Einnahme von Biochemie oder Neukönigsförder Mineraltabletten. Haben Sie Erfahrung über die Verwendung und Dosierung dieser Mittel?

Nach einer Bandscheiben-OP kann die Wiederherstellung der nervlichen Funktionen schon einige Monate dauern. Meist sind es aber die motorischen und sensiblen Nerven, die durch den Vorfall geschädigt waren. Die Fasern des Sympathikus laufen bauchseits außerhalb der Wirbelsäule und werden nur selten in Mitleidenschaft gezogen. Um dazu mehr sagen zu können, müsste man den präzisen OP-Bericht kennen.

Die Regeneration der Nerven können Sie vor allem mit Kalium begünstigen. Nach einer OP würde ich zunächst eine Packung Neukönigsförder Mineraltabletten NE (3 x tgl. 1 Tablette beim Essen) verwenden, um die Depots zu sättigen. Danach mit Biochemie nach Schüßler Nr. 5 (Kalium phosphoricum D6) weiter. Um das Bindegewebe zwecks Vermeidung eines weiteren Vorfalls zu stabilisieren, würde ich zusätzlich die Nummer 11 (Silicea) empfehlen.

Bauchtraining

Ich hätte eine Frage: für was sind die ganzen Sachen, die Sie erstellen und verkaufen? Gilt Dr. Schüßler auch für den Körper für das Bauchtraining, oder für die Bauchmuskeln?

Da ist sicher ein kleines Missverständnis entstanden durch die Zeitungsberichte, die sehr auf Schönheit und Fitness ausgerichtet sind. Bei der Biochemie nach Dr. Schüßler handelt es sich um eine naturheilkundliche Therapie mit homöopathisch hergestellten Mineralsalzen, mit dem Ziel, leichtere Krankheiten selbst zu behandeln und größere Gesundheitsprobleme zu verhüten.

Bläschen an den Füßen

Ich weiß nicht, ob Sie mir helfen können. Ich war schon bei verschiedenen Ärzten, leider konnte mir davon keiner auf Dauer helfen. Ich leide unter kleinen, juckenden, mit Flüssigkeit gefüllten Bläschen. Wenn ich die Bläschen öffne, dann lässt das Jucken mit der Zeit nach. Überwiegend habe ich das Problem an den Füßen. Das Jucken ist zum Teil so schlimm, dass ich mir die Haut wund kratze. Gibt es von den Schüßler-Salzen eine Salbe, die evtl. helfen könnte.

Wie Sie das schildern, klingt das doch sehr nach einer Pilzinfektion. Sie wissen das sehr schnell, wenn Sie einen begrenzten Bereich mit einem schulmedizinischen Antimykotikum pinseln. Lässt das Jucken und die Bläschenbildung in diesem Bereich nach, dürfte die Diagnose gesichert sein. Nun gibt es inzwischen viele Pilze, die gegen die gängigen Mittel resistent geworden sind, so dass einige gängigen Pilzsalben oder Tinkturen nicht mehr ansprechen. Ich probiere das bei meinen Patienten immer mit Tonoftal Liqu. aus.

Zur Nachbehandlung würde ich dann an die biochemische Salbe Nr. 3 denken.

Blasenentzündung

Eine Kundin unserer Apotheke möchte gerne etwas für ihr Kind (ca. 7 Jahre alt) zur Vorbeugung einer Blasenentzündung. Das Kind leidet sehr häufig daran. Welches Salz ist da zu empfehlen?

Bei einer akuten Blasenentzündung käme die Nr. 3 (Ferrum phosphoricum D12) in Frage, und zwar vom späten Nachmittag bis zum Schlafen halbstündlich eine Tablette lutschen. Dauert die Entzündung dennoch länger als eine Woche, soll das Kind zur Nummer 4 (Kalium chloratum D6) wechseln, 3 x tgl. 1 Tablette. Zur Vorbeugung würde ich die Nummer 3 und die Nummer 21 (Zincum chloratum D6), beides 3 x tgl. 1 Tablette, empfehlen.

Ein Tipp für die Mutter: falls das Mädchen antibiotisch behandelt wird, sollte in der beschwerdefreien Zeit geprüft werden, ob der Urin wirklich bakterienfrei ist. Grundsätzlich sollten Antibiotika nur nach einer Resistenzprobe in der Bakterienkultur gegeben werden. Wenn Antibiotika nötig sind, gilt immer: klotzen, nicht kleckern.

Blutdrucksenker

Ich bin meiner Einstellung nach gegen die chemischen Blutdrucksenker mit allen ihren Nebenwirkungen. Hat die Biochemie eine Alternative zu bieten?

Ihre Einstellung zu blutdrucksenkenden Medikamenten kann ich gut verstehen, nur sollten Sie das nicht zu dogmatisch sehen. Extrem hohe Blutdruckwerte bedürfen schon der Behandlung mit schulmedizinischen Mitteln. In der Biochemie haben wir kein entsprechendes Mittel zur Verfügung.

Aus Ihrer Schrift schließe ich, dass Sie schon ein paar Jährchen von der Konfirmation entfernt sind. Wir hatten für den erlaubten Blutdruck früher die schöne Faustregel „Lebensalter + 100“. Danach dürfte ein 80jähriger Mensch also einen Druck von 180 als oberen Wert haben. Heute lehrt die Schulmedizin zwar, dass alles über 145 schon behandelt werden muss. Ich denke aber, dass man in dieser Zwischenspanne ruhig etwas gelassener sein darf.

Bluthochdruck

Ich möchte gerne wissen, ob es ein Schüßler Salz gibt, das gegen Bluthochdruck wirkt.

Ein Schüßlersalz mit direkter blutdrucksenkender Wirkung gibt es nicht. Ich gehe auch davon aus, dass Sie schulmedizinische Blutdrucksenker nehmen. Ein weiteres Mittel könnte den Blutdruck dann unkontrolliert in den Keller schicken.

Da aber viele Blutdruck-Erhöhungen durch nervliche Belastung ausgelöst werden, macht es Sinn, etwas zur Stabilität der Nerven zu tun. Und da würde ich an die Nummer 5 (Kalium phosphoricum D6) und die entspannende Nr. 7 (Magnesium phosphoricum D6) denken.

Von beiden 3 x tgl. 1 Tabl. auf der Zunge zergehen lassen.

Brüchige Fingernägel

Ich bin 45 Jahre und möchte gerne Schüßlersalze anwenden bei brüchigen und splissigen Fingernägeln (akut seit einem halben Jahr), bei Erschlaffung des Bindegewebes (habe seit letzen Sommer festgestellt, dass meine Oberarme nicht mehr so toll aussehen) und bei der Ankurbelung des Stoffwechsels. Ich weiß nicht so recht, was für Salze ich kombinieren soll und wann und wie viel Tabletten nötig sind.

Aus der geschilderten Symptomatik würde ich in erster Linie an Nr. 3 (Ferrum phosphoricum D12), Nr. 2 Calcium phosphoricum D6) und Nr. 11 (Silicea D12) denken. Alle drei dreimal tgl. 1 Tabl. im Munde zergehen lassen, am besten nacheinander.

Cortison und Unverträglichkeit

Ist die Einnahme von Schüßler-Salzen bei der gleichzeitigen Behandlung einer Schuppenflechte mit dem Medikament „Urbason 16mg-Tabletten" unproblematisch oder wird die Wirkung der Schüßler-Salze evtl. durch das Cortison aufgehoben bzw. sind beide zusammen unverträglich?

Es gibt keine Unverträglichkeiten durch die gleichzeitige Einnahme der biochemischen Tabletten und Urbason. Da Urbason aber die Immunreaktion unterdrückt, würde die erwartete Wirkung der Nummer 3 (Ferrum phosphoricum D12) weitgehend aufgehoben. Mit Nr. 3 soll ja eine Steigerung der

Immunkompetenz erreicht werden. Bei den anderen biochemischen Mitteln sehe ich keine Beeinträchtigung.

Couperose

Welche Salbe und welche Schüßlersalze sollte ich einnehmen um mein Problem der Couperose im Gesicht zu dämpfen? Danke für Ihre Hilfe und Empfehlung,

Sofern die Couperose von einer entzündlichen Rosacea ausgeht, würde ich die Nummer 3 (Ferrum phosphoricum D12) anwenden. Meist handelt es sich aber nur um etwas erweiterte Äderchen, die durch die Haut schimmern. Hier lohnt sich ein Versuch mit der Nummer 11 (Silicea D12). Silicea strafft das Bindegewebe und damit die Äderchen.

Coxarthrose

Da ich Arthrose in den Knien habe, außerdem Cox-Arthrose in der linken Hüfte und ein degeneratives Lumbalsyndrom, möchte ich Sie fragen, wo ich eine entsprechende Salbe (welche Nr.) zum Einreiben erhalten kann, damit die Schmerzen erträglicher werden. Zur Zeit nehme ich noch keine Schmerzmittel. Vielleicht gibt es ja auch eine Zusammenstellung von den Schüßler-Salzen.

Nur eine Salbe wird sicher nicht genügen. Besser ist es, mit den Tabletten Nr. 11 (Silicea D12) das Bindegewebe, um das es sich ja handelt, zu regenerieren. Da die umliegenden Muskeln zu Verspannungen neigen, würde ich zusätzlich an die Nummer 7 (Magnesium phosphoricum D6) denken. Von beiden jeweils nacheinander 3 x tgl. 1 Tablette im Munde zergehen lassen. Ergänzend kommt dann auch die Salbe Nr. 11 in Frage.

D6 oder D12

Habe mir vor kurzem zur Stärkung des Immunsystems die Schüßler-Salze Nr. 3, 7 und 6 besorgt und nehme sie nach Anweisung in der Info-Broschüre jeweils 3 Stück, verteilt auf morgens, mittags und abends ein. Im Nachhinein habe ich gelesen, dass man die Nr. 3 in der 12er Potenz einnehmen soll, die anderen in der 6er Potenz. Ich habe jetzt aber aus der Apotheke

auch die Nr. 3 als 6er Potenz bekommen, die Packung schon angebrochen und mit der Einnahme begonnen. Ist die Kur trotzdem wirksam oder sollte ich die Dosis bei der Nr. 3 verdoppeln?

Bei der Nummer 3 ist die D12 zwar die übliche Potenz, aber keineswegs gesetzmäßig erforderlich.

Zum Verständnis: D1 heißt, das Salz wurde einmal im Verhältnis 1:10 verdünnt. Bei D2 wird die D1 wiederum 1:10 verdünnt, usw. Sie haben also bei einer D6 deutlich mehr des Ursalzes in der Tablette als bei einer D12. Es würde zwar genügen, eine D12 zu nehmen, bei einer D6 haben Sie aber mehr Wirkung für das Immunsystem.

Dellwarzen

Meine beiden Töchter leiden seit etwa 1 1/2 Jahren unter Warzen und Dellwarzen. Wir sind in ärztlicher Behandlung, möchte aber zusätzlich noch die Abheilung mit Biochemie fördern. Welches Mittel können Sie mir denn hier raten? Nr. 11 bekommen sie schon. In manchen Quellen wird noch die 8 oder 12 oder bei den Ergänzungsmitteln die 13 erwähnt?

Ich würde aus dem Bereich der Biochemie ergänzend zur Nummer 3 (Ferrum phosphoricum D12) raten, da es sich bei Dellwarzen ja um eine Virusinfektion handelt. Zur dauerhaften Steigerung der Immunabwehr geben Sie das Ergänzungsmittel Nr. 21 (Zincum chloratum D6). Homöopathisch käme evt. auch Thuja D6 in Frage.

Da die Viren sehr infektiös sind, sollten Sie darauf achten, dass die Kinder nicht ins Schwimmbad gehen, nicht gemeinsam baden oder duschen, und auch sollten Sie die Wäsche und das Waschzeug der Kinder streng getrennt halten, damit es nicht immer wieder zu gegenseitigen Ansteckungen kommt.

Gerade bei Kindern spielt die Psyche ganz stark über das Immunsystem mit. Darum sind so wundersame Rezepte, wie das berühmte Quellwasser, das bei Mitternacht von einer Jungfrau geschöpft wurde, durchaus auch wirksam. Aber wo haben wir noch Quellen?

Diabetes Typ 2

Ich werde z.Z. von meinem Doktor mit Tabletten gegen Diabetes 2 und Bluthochdruck gut behandelt. Zusätzlich nehme ich mit seinem Einverständnis Diabetiker-Tabletten Momordica mit Zimt-Komplex ein. Bitte beraten Sie mich freundlicherweise, welche Schüßler-Salze bzw. Tabletten von Nr. 1 bis Nr. 12 günstig zur Behandlung meines Diabetes 2 und des Bluthochdruckes eingesetzt werden könnten.

Das wichtigste beim Typ 2-Diabetes ist die korrekte Einhaltung einer Diät. Reicht das nicht, kommen orale Antidiabetika in Betracht, wie Sie sie nehmen. Jeder Versuch, darüber hinaus etwas einzunehmen, sollte aber unbedingt mit dem behandelnden Arzt abgestimmt sein, weil ein unkontrollierter Abfall des Zuckerspiegels akut viel gefährlicher ist als die Erhöhung.

Aber das haben Sie alles ja auch berücksichtigt. Im Bereich der Biochemie würde ich nichts empfehlen wollen, um den Zuckerspiegel weiter zu senken.

Ein spezielles den Blutdruck senkendes Medikament haben wir auch nicht zur Verfügung, auch müsste man dazu natürlich die genauen Werte und jetzt genommenen Medikamente kennen.

Wohl aber gebe ich bei meinen Hypertonikern gerne ergänzend die Nummern 5 und 7. Nummer 5 (Kalium phosphoricum D6) zur Verbesserung der Herzleistung, Nr. 7 (Magnesium phosphoricum D6) zur allgemeinen Entspannung.

Direktbezug

Ist es möglich die Mineralsalze direkt bei ihnen zu bestellen? Wenn ja, bitte eine Preisliste!!

Der Biochemische Bund Deutschlands e.V. stellt keine Medikamente her, er hat sich zum Ziel gesetzt, die Idee des Dr. Schüßler in der Bevölkerung wach zu halten. Biochemische Medikamente sind in Deutschland per Gesetz apothekenpflichtig, so dass sie nur dort bezogen werden können. Alles was nicht von Apotheken im Internet oder sonst zum Direktbezug angeboten wird, ist entweder keine Biochemie im Sinne Schüßlers oder illegal am Markt.

Drüse bei Dackel

Meine etwas ältere Dackelhündin hat einen schmerzhaften Stau an einer Brustdrüse. Kann die Biochemie helfen?

Da – wenn ich das recht verstehe – die Stauung nur an einer Drüse vorliegt, dürfte es sich kaum um ein hormonelles Problem handeln. Sofern Sie den Eindruck haben, dass eine Entzündung der Drüse vorliegt, würde ich in erster Linie die Nummer 3 (Ferrum phosphoricum D12) empfehlen. Auch die Nummer 1 (Calcium fluoratum D12) kann bei Drüsenverhärtungen sinnvoll sein. Für beide Mittel gilt: morgens und abends 1 Tablette mit dem Futter.

Sie sollten aber auf jeden Fall durch den Tierarzt abklären lassen, ob sich hinter der Stauung nicht möglicherweise ein Tumor verbirgt.

Mit allen guten Wünschen für die Dackeldame.

Drüsenverhärtung

Kann die Nummer 1 (Calcium fluoratum) wirklich Drüsenverhärtungen auflösen? Ich habe seit einiger Zeit eine solche in der Brust.

Sie sollten ganz dringlich zum Arzt oder zur Mammografie gehen.

Hinter jeder „Drüsenverhärtung“, ob Brust, Lymphknoten oder wo auch immer, kann sich etwas Krebsartiges verstecken. Ich wäre froh, wenn diese fatale verführerische Empfehlung aus der Literatur verschwände.

Durchblutung Hände und Füße

Habe kürzlich von den 12 Schüßler Salzen erfahren und wüsste gern, ob eins dieser Salze auch gegen Minderdurchblutung von Händen und Füßen wirkt.

Wenn Sie schreiben „Hände und Füße“ handelt es sich offenbar um eine Minderdurchblutung in der Peripherie. Um dort das Blutangebot zu erhöhen bedarf es einer kräftigeren Pumpleistung vom Herzen und einer Öffnung verengter Adern.

Fürs erstere würde ich die Nummer 5 (Kalium phosphoricum D6) und für die Gefäße die Nummer 7 (Magnesium phosphoricum D6) empfehlen. Von beiden Mitteln 3 x tgl. 1 Tablette im Munde zergehen lassen.

Falls Sie noch andere Medikamente nehmen, sollten Sie auch den Beipackzettel durchforsten, ob eines dieser Mittel eine die Durchblutung störende Wirkung hat, wie z.B. einige Blutdrucksenker.

Durchschlafstörungen Kind

Meine fast einjährige Tochter schläft nachts nicht durch, sondern schreit bis wir sie aufnehmen und zu uns ins Bett holen. Kann ich dem Kind Biochemie geben?

Sie können dem Kind ohne Bedenken auch die biochemischen Tabletten geben.

Aber bei Durchschlafstörungen eines fast einjährigen Kindes stellt sich doch immer auch die Frage nach der Ursache. Oft ist es ja auch nur die Gewohnheit, dass Mama kommt und Zuneigung spendet, wenn man nur lange genug schreit. Insofern halte ich es nicht für ganz unproblematisch, den Durchschlaf nun einfach mit ein paar Tabletten, auch wenn sie harmlos sind, herbeizaubern zu wollen.

Einnahmemengen

Ich habe eine Frage bezüglich der „Quantitäten" bei der Einnahme der Schüßlersalze. Aus Ihrer empfohlenen Literaturliste habe ich folgende gelesen: „Lebensquell Schüßlersalze" von Monika Helmke-Hausen, „Antlitzdiagnostik" von Peter Emmrich, „Schüßlersalze für Frauen" und „Schüßler Beauty" von Thomas Feichtinger.

Die Ansätze sind verschieden und ich bin jetzt etwas durcheinander. Zur Gesunderhaltung empfiehlt z.B. Monika Helmke Hausen, die Salze alle im Rhythmus des Mondes zu nehmen; Peter Emmrich rät nur ein oder zwei Mittel im Wechsel zu nehmen und bei Feichtinger kann man alle gleichzeitig und „sackweise" (manchmal 100 pro Tag) einnehmen.

Können Sie mir bitte diese Verschiedenheiten erklären und ein wenig Licht in mein „Wirrwarr" bringen.

Die Motivation für die Feichtinger-Empfehlung ist ja ziemlich leicht erkennbar, entspricht aber nicht der Schüßlerschen Empfehlung. Auch ist sie nicht sehr logisch, denn wenn ich mehr vom Originalsalz haben möchte, gehe ich ein oder zwei homöopathische Potenzen tiefer. Eine D5 enthält 10 x soviel des Salzes wie eine D6.

Die Empfehlung von Frau Hausen ist für meine Begriffe etwas sehr esoterisch und auch nicht bei Schüßler zu finden. Ich gehe aber davon aus, dass sie aus eigener subjektiver Erfahrung erwachsen ist, und wenn man denn dem Mond mehr Kräfte zuschreibt, als nur das Meer hin und her zu schieben, macht ein Versuch, diesen Rhythmus nachzuvollziehen, sicher auch Sinn.

Herr Emmrich hält sich an die Empfehlung Schüßlers, dass weniger oft mehr ist. Auch wir würden eine möglichst gezielte Einnahme mit 3 x tgl. 1-2 Tabletten des ausgesuchten Salzes für sinnvoll halten. Die Tabletten sollen nicht geschluckt werden, sondern im Munde zergehen.

Einnahmemengen (2)

War gestern bei einem Heilpraktiker, der auch eine Antlitzdiagnose gemacht hat und insgesamt festgestellt hat, das in meinem Körper wohl der eine oder andere Mangel existiert. Insgesamt hat er mir errechnet, dass ich am Tag (!) insgesamt 38 Schüßlersalze zu mir nehmen sollte, verteilt auf 3 x am Tag, also beispielsweise 13 morgens, 13 mittags und noch mal 12 abends.

Das kommt mir sehr viel vor, vor allen Dingen, dass ich z. B. 8 von diesen, dann noch mal 7 von jenen nehmen soll ... ? Können Sie mir etwas mehr dazu berichten? Mich würde interessieren, ob das richtig sein kann, soviel über einen Zeitraum von ca. 3 Monaten nehmen zu müssen. Wie sieht es denn mit Nebenwirkungen aus? Ich muss ja schon das eine oder andere wegen meiner Schilddrüse nehmen.

Die Empfehlung, 38 Tabletten am Tag zu nehmen, scheint mir ebenfalls etwas hoch gegriffen. Wir halten – mit Dr. Schüßler – viel davon, nicht mehr als 2 oder 3 verschiedene Salze zur gleichen Zeit zu nehmen. Und wenn ich denn größere Mengen der Ur-Salze einbringen möchte, dann ist es sinnvoller, ein oder zwei Potenzen tiefer zu gehen. Eine D3 enthält 1000x soviel des Salzes wie eine D6.

Meine Empfehlung wäre, zwei gezielt ausgesuchte Mittel, und dann 3 x tgl. je eine Tabl. im Munde zergehen zu lassen.

Einnahmezeiten

Ich habe mich vor längerem an die Zeitschrift „Natur & Heilen" gewandt, um eine Antwort auf meine Frage, um welche Uhrzeiten im Tagesablauf am besten welche Vitamine und Mineralstoffe eingenommen werden sollten. Eine Mitarbeiterin der Zeitschrift hat mich an Ihre Adresse weitergeleitet, da Sie sicher darüber Auskunft geben könnten. Ich würde mich freuen, von Ihnen eine Übersicht über die Einnahmezeiten von Mineralien zu erhalten.

Es ist zwar richtig, dass bestimmte Medikamente abhängig vom Tagesrhythmus der Organfunktionen ihre besten Wirkzeiten haben. Für die Mineralstoffe und biochemischen Mittel macht das jedoch keinen Sinn. Es muss ja nicht, wie beim Insulin des Diabetikers, ein gezielter Blutspiegel erzeugt werden, sondern die Mineralien müssen, um ihr wichtiges Werk zu erfüllen, abrufbereit in den Körperdepots vorhanden sein.

Es geistern zwar immer wieder entsprechende Empfehlungen durch die Literatur, die jedoch eher esoterischen Charakter haben.

Eisenmangel

Bei mir wurde ein Eisenmangel diagnostiziert. Kann ich den mit Schüßlersalz Nr. 3 bekämpfen, vielleicht 20 Tabletten am Tag? Außerdem bin ich immer wieder erkältet.

Einen echten Eisenmangel können Sie mit der Nr. 3 (Ferrum phosphoricum D12) nicht beheben, auch nicht mit 20 Tabletten am Tag. Die Nummer 3 ist zur Stärkung des Immunsystems gedacht und darum wegen Ihrer häufigen Erkältungen auch sinnvoll. Aber 3 x tgl. 1 Tabl. sollte da genügen.

Die Frage ist, wie der Eisenmangel diagnostiziert wurde. Die Bestimmung des freien Eisens im Blut ist hoch fehleranfällig. Ist jedoch der Hämoglobinspiegel zu niedrig, wäre zu prüfen, ob denn wirklich Eisen fehlt oder Vitamin B12.

Eisenspeicher

Nach vielen verstrichenen Minuten im Internet wende ich mich an sie. Bei Eisenarmut (und niedrigem Eisenspeicher, ärztlich abgeklärt): können sie mir sagen, welche Potenz ich von Nr. 3 nehmen soll? Ich komme im Internet nicht zu einer Lösung.

Die Bestimmung des freien Eisens im Blut ist hoch fehleranfällig. Wichtiger ist die Bestimmung der Eisenspeicherkapazität, was offenbar bei Ihnen gemacht wurde. Wenn zudem der Hämoglobinspiegel niedrig ist, würde ich die Nr. 3 (Ferrum phosphoricum) nehmen, aber nicht wie üblich in der D12 sondern in der D3.

Eiweiß- und Kuhmilch-Überempfindlichkeit

Ich leide sehr unter einer Eiweiß- und Kuhmilch-Überempfindlichkeit, was kann ich tun?

Überempfindlichkeitsreaktionen oder Allergien sind oft überschießende Reaktionen eines in Wirklichkeit geschwächten Immunsystems. Wir empfehlen hier die Nummer 3 (Ferrum phosphoricum D12) zur Stärkung der Immunkompetenz, die Nummer 2 (Calcium phosphoricum D6) zur Abdichtung der Zellmembranen und das Ergänzungsmittel Nummer 21 (Zincum chloratum D12) zur Stabilisierung der histamin-ausschüttenden Mastzellen.

Endometriose

Hallo liebes Team von Biochemie,

ich habe über Schüßler-Salze in letzter Zeit viel gelesen, und weiß jetzt nicht genau welches ich bei meinem Problem am Besten nehmen soll. Hier mein Fall:

Ich bin 38 Jahre alt, 2 Kinder, und habe seit einigen Jahren eine Endometriose in der Gebärmuttermuskulatur, deshalb sind alle üblichen schulmedizinischen Maßnahmen wie Hormontabletten, Abrasio, Elektroabrasio, Mirena-Spirale, Pille etc. erfolglos geblieben. Das heißt, ich habe meine Blutungen ca. 2-3 Wochen lang und habe teils starke Wassereinlagerungen, durch die

Hormonbehandlungen auch starke Gewichtszunahme, inzwischen hat sich auch ein kleines Myom gebildet.

Welches Salz sollte ich wie einsetzen, können Sie mir helfen?

Eine Endometriose bedeutet, dass versprengtes Gebärmutter-Innenschicht-Gewebe irgendwo an falscher Stelle sitzt, und zyklisch auch dort blutet. Ich gehe davon aus, dass bei Ihnen dieses Gewebe nicht an der Innenschicht der Gebärmutter sitzt (wo es ja hingehört), sondern in der Muskelmasse versprengt. Da werden eine Abrasio und alle „mechanischen" Therapieversuche nicht hinkommen. Die Hormonbehandlung kann allenfalls den Monatszyklus steuern oder auch ganz ausschalten, jedoch mit allen Risiken und Nebenwirkungen.

Ein Myom muss nicht unbedingt operiert werden. Handelt es sich aber um ein gestieltes Myom, das wie ein Apfel am Stiel hängt, würde ich schon zur Operation raten, weil es sich drehen kann und dann sehr heftige Schmerzen auslöst.

Im Zuge einer solchen OP wäre zu prüfen, ob die Endometriose-Nester einzeln mit entfernt werden können. Auch wäre zu überlegen – abhängig vom Ausmaß der Beschwerden – ob es Sinn macht, die Gebärmutter ganz zu entfernen.

Ich glaube nicht, dass ein biochemisches Mittel hier weiterhelfen kann.

Entschlacken

Gibt es von den Schüßler Salzen ein Mittel, das zum Entschlacken hilft?

Es kommt dabei darauf an, was Sie unter „Entschlacken" verstehen. Ich nehme an, dass es auf das Abnehmen zielt. Da fördert die Nummer 5 die Verbrennung, die Nr. 10 reinigt den Darm, die Nummer 4 trägt zum Entwässern bei, die Nummer 9 ist für die Entsäuerung.

Die weit verbreitete Vorstellung, man könne mit naturheilkundlichen Mitteln nun den Körper von jenen Giften befreien, die er ansonsten nicht eliminieren kann, macht es sich etwas zu einfach. Allenfalls können mit dem Ergänzungsmittel Nr. 21 (Zincum chloratum D6) toxische Schwermetalle ausgetrieben werden.

Epiphysenfugen

Mein 14jähriger Sohn hat nach dem Fußballspielen erhebliche Schmerzen unter dem Knie. Der Arzt schwankt zwischen „Meniskus" und „Epiphysenfuge". Ich habe in einem Vortrag gehört, dass Silicea hier helfen kann. Stimmt das?

Die Epiphysenfugen sind die Verbindung zwischen den langen Röhrenknochen und den angrenzenden Gelenken, z.B. Knie und Fuß, Ellbogen und Hand. Sie schließen sich erst endgültig, wenn der Mensch ausgewachsen ist, weil die Röhrenknochen vorher ja noch in die Länge wachsen müssen. Beim Hochleistungssport gibt es an diesen Fugen kleine Entzündungen, die schmerzhaft sein können. Ihr Sohn wird nicht umhin kommen, etwas kürzer zu treten.

Silicea (Nr. 11 in der Biochemie) fördert diesen Epiphysenschluss. Darauf hat Schüßler schon hingewiesen („festigt den Knochen"). Eine ganz moderne Studie der Universität San Diego bestätigt das. Ich würde also dringend zu Silicea für den Junior raten.

Sollte es wirklich ein verletzter Meniskus sein, lässt sich das durch eine Röntgenkontrolle feststellen. Das würde aber mit ziemlicher Wahrscheinlichkeit eine Operation nötig machen.

Epstein-Barr-Krankheit

Meine Lymphknoten schwellen häufig an, erst hielt man das für eine Krebsform, nun sagt der Arzt, es sei die Epstein-Barr-Erkrankung. Kann mir da die Biochemie helfen?

Das Epstein-Barr-Virus ist ein dem Herpes ähnliches Virus, das vor allem Entzündungen des Lymphsystems erzeugt, z.B. das Pfeiffersche Drüsenfieber. Solche lymphatischen Schwellungen werden häufig mit Krebs verwechselt.

Ein spezifisches Mittel gegen dieses Virus gibt es nicht. Aus dem Bereich der Biochemie würde ich alles empfehlen, was der Steigerung der körpereigenen Immunabwehr dient.

In erster Linie die Nummer 3 (Ferrum phosphoricum D12), auch das Ergänzungsmittel Nr. 21 (Zincum chloratum D6), in älteren Fällen käme ebenfalls die Nummer 4 (Kalium chloratum D6) in Frage.

Für alle Mittel gilt: 3 x tgl. eine Tablette im Munde zergehen lassen, verschiedene Salze nacheinander.

Ergänzungsmittel

Was muss ich unter „Ergänzungsmittel" verstehen. Stammen die auch von Schüßler? Und wie viele gibt es, mal lese ich von Nummer 24, aber manchmal auch von Nummer 26. Sind die genormt, und was halten Sie davon?

Der Oldenburger Arzt Dr. Wilhelm Heinrich Schüßler hat seinerzeit 12 Funktionsmittel beschrieben, wovon er das 12. (Calcium sulfuricum) später aber wieder gestrichen hat. Darum ist in der biochemischen Literatur mal von 11, mal von 12 Salzen die Rede. Als „Schüßlersalz" kann man korrekterweise nur diese 11 oder 12 Salze bezeichnen.

Die so genannten Ergänzungsmittel stammen nicht von Schüßler, sie wurden vor und nach dem ersten Weltkrieg nicht ganz uneigennützig von einem Herrn Schöpwinkel kreiert, der in Angermund bei Düsseldorf einen schwunghaften Handel mit allerlei Gesundheitsmittelchen und Sexualstärkungen betrieb. Schöpwinkel verstieg sich sehr ins Esoterische, indem er seine Idee als neue Welterkenntnis „Die Polar-Biochemie als Weltgesetz" bezeichnete.

Hier die Liste der heute allgemein bekannten Ergänzungsmittel in der Nummernfolge, wie sie von der Deutschen Homöopathie Union (DHU) angeboten wird:

Nr. 13 Kalium arsenicosum, Kaliumarsenit
Nr. 14 Kalium bromatum, Kaliumbromid
Nr. 15 Kalium jodatum, Kaliumjodid
Nr. 16 Lithium chloratum, Lithiumchlorid
Nr. 17 Manganum sulfuricum, Mangansulfat
Nr. 18 Calcium sulfuratum, Kalziumsulfid
Nr. 19 Cuprum arsenicosum, Kupferarsenit
Nr. 20 Kalium aluminium sulfuricum, Kaliumaluminiumsulfat, Alaun
Nr. 21 Zincum chloratum, Zinkchlorid
Nr. 22 Calcium carbonicum, Kalziumcarbonat
Nr. 23 Natrium bicarbonicum, Natriumhydrogencarbonat
Nr. 24 Arsenum jodatum, Arsentrijodid

Inzwischen drängen immer mehr Mittelchen in den erlauchten Kreis der Schüßlermittel, und wenn es nur die Ergänzungsmittel sind, obwohl die mit Schüßler nun wirklich nicht das Geringste zu tun haben. So hat die Firma Pflüger die aus der Schweiz ins Gespräch gebrachten Mittel Nr. 25 Aurum chloratum natronatum gleich Goldchlorid und Nr. 26 Selenium gleich Selen im Programm. An anderer Stelle wird Magnesium carbonicum empfohlen.

Einige dieser Ergänzungsmittel sind sicherlich auch nützlich, weil sie den Kreis der Funktionsmittel um einige ebenfalls lebensnotwendige Spurenelemente erweitern. Jeder wird andere Prioritäten setzen. Ich halte die Spurenelemente Mangan (Manganum sulfuricum, Nr. 17), Kupfer (Cuprum arsenicosum, Nr. 19) und Zink (Zincum chloratum, Nr. 21) für durchaus hilfreich. Mangan ist wichtig für den schnellen und zuverlässigen Abbau von Milchsäure, die bei anaerober Verbrennung entstanden ist. Zink fördert die Ausscheidung von überschüssigen Säuren und ist zugleich – ähnlich dem Kupfer – zur Verbesserung der Immunkompetenz geeignet.

Bei einigen dieser Ergänzungsmittel würde Schüßler sich aber im Grabe umdrehen. Bei den Nummern 13 (Kalium arsenicosum), 14 (Kalium bromatum) und 15 (Kalium jodatum) geht es ja nicht um Kalium, das wir bereits in drei Funktionsmitteln (Nr. 4, 5 und 6) zur Verfügung haben, sondern um die Verbindungspartner Arsen, Brom und Jod, bei denen wir guten Grund zur Zurückhaltung haben. Nr. 22 (Calcium carbonicum) und 23 (Natriumbicarbonicum) und Magnesium carbonicum sind kohlensaure Salze (Carbonate), gegen die sich Schüßler ausdrücklich ausgesprochen hat.

Ernährungsberatung

Ich bin Ernährungsberaterin und Gruppenpädagogin und biete Fastenseminare und Ernährungsberatung an. Darf ich mit Schüßlersalzen arbeiten, d.h. beraten und empfehlen, oder ist dies nach deutscher Gesetzeslage Ärzten und Heilpraktikern vorbehalten? Können Sie mir verbindlich Rechtsauskunft geben, bzw. wo finde ich diese?

Ich sehe keine Probleme, wenn Sie in öffentlichen Vorträgen und Seminaren Schüßlersalze erwähnen und zu bestimmten Anwendungen allgemein empfehlen.

Bei einer individuellen Ernährungsberatung kommen Sie jedoch in bedenkliche Nähe zur „Ausübung der Heilkunde". Die Grenzen sind fließend und bekanntlich ist dort kein Richter wo kein Kläger ist. Und Kläger ist oft der berühmte „böse Nachbar", dem etwas nicht gefällt. Die Beratung sollte also immer deutlich machen, dass es sich um eine allgemeine Empfehlung handelt, nicht aber um einen individuellen Rat, der auf der Schilderung der Beschwerden und Symptome des Patienten fußt.

Sie formulieren in Ihrer Anfrage „mit Schüßlersalzen arbeiten ...“. Dazu erlaube ich mir den Hinweis, dass korrekt hergestellte, also homöopathisch potenzierte, Schüßlersalze nach deutschem Recht apothekenpflichtig sind. Aus dem Ausland oder per Internet angebotene Produkte sind entweder nicht homöopathisch potenziert oder illegal oder mit irreführender Deklaration im Handel. Von solchen Produkten würde ich dringlich abraten.

Ess-Störungen

Hallo liebes Team, ich habe ein großes Anliegen. Und zwar geht es um meine Freundin (17). Sie hat in ihrer frühen Kindheit die Trennung ihrer Eltern miterleben müssen und seitdem leidet sie an verschieden Krankheiten. Dadurch war sie auch schon in geschlossener Behandlung. Sie ist sehr dünn, untergewichtig, sie bekommt des Öfteren Essattacken und bekommt dann dadurch schlimme Gedanken, sie kocht sich ihr Essen immer selber und isst deshalb auch nichts anderes. Jetzt meine Frage, kann man ihr durch diese Salze helfen und wenn ja wie?

Das Problem lässt sich ganz sicher nicht allein mit Schüßler-Salzen lösen, sondern Ihre Freundin braucht dringend psychologische Hilfe. Ungezählte Kinder mussten die Trennung ihrer Eltern verarbeiten, und schaffen das auch recht gut. Und ebenfalls tun sich unendlich viele junge Frauen und Mädchen mit Ess-Störungen schwer, bis hin zu ernsten organischen Erkrankungen.

Die Biochemie kann hier allenfalls Unterstützung geben, und zwar würde ich in erster Linie an die Nr. 5 (Kalium phosphoricum D6) denken, mit denen das Ruhepotenzial der Nerven gestärkt wird. Dosierung: 3 x tgl. eine Tablette im Munde zergehen lassen.

Falten im Gesicht

Ich bin erst 42 Jahre alt und wiege 51 kg. Jeden Morgen, wenn ich in den Spiegel schaue, bin ich ganz entsetzt über Falten im Gesicht. Im Fernsehen werden doch so viele kosmetische Mittel dagegen angeboten. Hat die Biochemie auch etwas?

Ein kluger Kopf hat einmal sinngemäß gesagt: „Bis dreißig kann jede Frau schön sein, danach ist sie für ihr Gesicht selbst verantwortlich." Das macht deutlich, dass Falten schließlich nichts Schreckliches sind, sondern ein Gesicht individuell prägen. Und jenseits der dreißig, manchmal auch der vierzig, ist erkennbar, ob sich freundliche Falten vom vielen Lächeln einprägen, oder griesgrämige vom sorgenvoll in den Spiegel gucken.

Ich denke, Sie sollten die Tatsache, dass Ihr Gesicht eigene Züge annimmt, hinnehmen und darauf achten, dass Sie durch Lächeln, Charme und Freundlichkeit sympathisch wirken. Und bitte nicht über jedes Fältchen in Panik geraten. Es ist doch nicht erstrebenswert, ein Leben lang das gleiche nichts sagende kindliche Gesicht zu bewahren.

Aus dem Bereich der Biochemie bietet sich für die Stabilisierung des Bindegewebes die Nummer 11 (Silicea D12) an, dreimal tgl. 1 Tabl. auf der Zunge zergehen lassen. Ergänzend kann die Salbe oder Coldcream Nr. 11 helfen.

Fersensporn (siehe bei Achillessehne)

Fibromyalgie

Möchte Sie hiermit fragen, ob ich mit den Schüßlersalzen auch meine Fibromyalgie lindern kann, betroffen sind vor allem meine Schulter und meine Nackenpartie, da sich diese Muskeln sehr stark verspannen und ich dann unerträgliche Kopfschmerzen bekomme, es sind eigentliche alle Muskeln am ganzen Körper, wenn ja würden Sie mir die Salze nennen?

Wie Sie die Schmerzen schildern, klingt das weniger nach einer „Fibromyalgie", sondern nach einem Halswirbelsäulen- und Schulterproblem. Das sollten Sie möglichst präzise abklären lassen.

Wie auch immer: aus dem Bereich der Biochemie würde ich die Nummer 4 (Kalium chloratum D6) und Nr. 11 (Silicea D12) empfehlen. Von beiden 3 x tgl. 1-2 Tabl. im Munde zergehen lassen.

Wenn Sie das Gefühl haben, dass massive Mineralmängel bei Ihnen vorliegen könnten (oft bei der Fibromyalgie) würde ich für 2 Monate auch die Neukönigsförder Mineraltabletten NE (in der Apotheke) empfehlen, eine

Multimineralmischung, die vor über 30 Jahren aus einer Rezeptur von mir entstanden sind.

Am Rande sei mir der Hinweis erlaubt, dass Nackenschmerzen oft ein Hinweis auf ein unbefriedigendes Sexualleben sein können.

Flüssige Form

Gibt es auch flüssige Form statt Tabletten? Wäre das besser? Welche Verdünnungsform wäre angebracht? Es gibt ja D3 bis D12? Was kostet was?

Es gibt die Salze auch in flüssiger Form. Fragen Sie – auch nach den Preisen - Ihren Apotheker. Wir halten mehr von den Tabletten, weil die meisten Schüßlersalze ja nicht wasserlöslich sind.

Fruchtbarkeit steigern

Welches Salz empfehlen Sie bei einem unregelmäßigen Zyklus der Frau (erhöhte Konzentration von männlichen Hormonen) bzw. mit welchem Salz ist es möglich die Fruchtbarkeit zu steigern. (Mann/Frau)?

Zur Verbesserung der Fruchtbarkeit beim Mann und evt. auch der Frau würde ich das Ergänzungsmittel Nr. 21 (Zincum chloratum D6) empfehlen, weil Zink für die Beweglichkeit der Spermien unerlässlich ist. Für die Zyklusbeschwerden denke ich eher an ein pflanzliches Mittel aus der Silbertraubenkerze (Cimicifuga), ergänzt durch die biochemische Nummer 7 (Magnesium phosphoricum D6).

Furunkel

Ich (weiblich, 51 Jahre) leide seit 2 Jahren unter ständig wiederkehrenden Furunkeln. Die herkömmliche Medizin konnte mir bislang nicht helfen. Heute habe ich erfahren, dass ich gegen meine Krankheit mit Schüßler Salzen evtl. etwas erreichen kann. Allerdings möchte meine Apotheke eine Anweisung vom Therapeuten, den ich ja nicht habe. Nicht jeder kann sich einen Heilpraktiker erlauben. Können Sie mir vielleicht weiterhelfen?

Ohne eigene Diagnose der evt. vorliegenden Stoffwechselstörung bleibt ein Rat aus der Ferne natürlich immer ein bisschen auch ein Lotteriespiel. Aber ich würde zunächst einen Versuch mit der Nummer 12 (Calcium sulfuricum D6) machen, und zwar dreimal tgl. eine Tablette auf der Zunge zergehen lassen. Dieses Mittel hat sich bei der Furunkulose bewährt. Im akuten Stadium kann es sinnvoll sein, zusätzlich in gleicher Weise aber nacheinander, die Nummer 3 (Ferrum phosphoricum D12) zu nehmen.

Fußgelenk-Schwellung

Kurz zum Hintergrund: Ich habe mir in jungen Jahren vor rund 70 Jahren den Fuß vertreten. Dies war eine Verletzung im Fuß-/Sprunggelenk. Nunmehr wurde vor einiger Zeit ein Lymphödem an diesem Bein diagnostiziert. Mein Fuß inkl. Gelenk und Unterschenkel ist seit ca. 4 Wochen geschwollen und mit Wasser gefüllt. Das Bein wird dadurch sehr schwer, und somit auch eine Bewegung mit diesem Bein. Ich bin 91 Jahre alt. Habe auch am rechten Bein hin und wieder Wassereinlagerungen, allerdings konnte diese mit Lymphdrainage gut behandelt werden. Dies geht jedoch derzeit nicht beim linken Bein, da das Gewebe zu weich ist und die Haut zu empfindlich, was letztendlich zum Reißen der Haut führen würde. Welches der Schüßler-Salze ist für o.g. Symptome hilfreich und anwendbar?

Für das Bindegewebsproblem, das möglicherweise von der alten Verletzung herrührt und natürlich durch altersbedingte Verschleißerscheinungen verstärkt wird, würde ich die biochemische Nummer 11 (Silicea D12) empfehlen.

Ihre Schilderung lässt jedoch sehr daran denken, dass es sich möglicherweise nicht um ein Gelenkproblem handelt, sondern vom Herzen oder den Beinvenen herrührt. Das sollten Sie schon einmal von einem Arzt oder Heilpraktiker abklären lassen.

Gefäßverschluss

In meinem linken Unterschenkel sind zwei Arterien komplett verstopft, die Blutversorgung entsprechend schlecht. Beim schnellen Gehen stellt sich wiederholt die so genannte „Schaufensterkrankheit" bei mir ein. Vor zwei Jahren wurde ich in der Gefäßchirurgie operiert, zudem an einem lumbalen Bandscheibenvorfall. Als Medikamente nehme ich ASS 100 1-0-0 und Magnesium 1-0-0 ein. Können Sie mir eine Empfehlung geben, inwieweit mit Hilfe der Biochemie die Blutversorgung in meinem linken Unterschenkel verbessert werden kann?

Bei einem kompletten Gefäßverschluss ist es natürlich schwer, die Versorgung des dahinter liegenden Gebietes zu verbessern. ASS soll einen weiteren Verschluss verhindern und Magnesium die Gefäße erweitern – nur kommt beides wegen des Verschlusses ja nicht oder nur sehr eingeschränkt dahin, wo es wirken soll.

Das gleiche Problem stellt sich den biochemischen Mitteln. Dort würde ich ergänzend noch an die Nummer 5 (Kalium phosphoricum D6) zur Verbesserung der gesamten Durchblutungssituation denken.

Und wegen des Lumbago sollten Sie vielleicht zur Nr. 11 (Silicea D12) greifen.

Gendefekt, Eisenspeicherkrankheit

Leider kann ich nichts über die Anwendung der Schüßler-Salze bei der primären Eisenspeicherkrankheit, die ja ein Gendefekt ist, finden. Jetzt stellt sich mir die Frage, ob das Ferrum-Salz dem Körper zusätzlich schadet, ob die Zellen das aufnehmen und man es lieber weglassen sollte. Gibt es da eine bestimmte Kombination, die die Aufnahme des Eisens beeinflussen kann oder ist es da aussichtslos?

Es ist nicht zu erwarten, dass Sie an dem Gendefekt, der zur primären Eisenspeicherkrankheit führt, mit Schüßlersalzen etwas ändern. Die Nummer 3 (Ferrum phosphoricum D12) wird aber auch keinen Schaden anrichten, weil ja die stoffliche Menge sehr gering ist. Ich kann mir sogar vorstellen, dass sich eine kleine Besserung erzielen lässt.

Gesetzliche Krankenkassen

Ich würde mich gern von einem Therapeuten beraten und behandeln lassen. Übernimmt dies die gesetzliche Krankenkasse oder muss ich alles selbst zahlen?

Die gesetzliche Krankenkasse bezahlt grundsätzlich nur verschreibungspflichtige (!) Medikamente. Da die homöopathisch potenzierten Schüßlersalze aber verschreibungsfrei sind, können sie nicht erstattet werden.

Einige Betriebskrankenkassen bezahlen im Zuge eines Versuches die Behandlung durch einen Arzt für Homöopathie, nicht jedoch die Medikamente. Sie müssten Ihre Kasse fragen, ob sie an diesem Versuch beteiligt ist.

Gesundheitsladen

Neben meiner Heilpraxis betreibe ich auch einen kleinen Laden mit Gesundheitsprodukten. Ich würde das Angebot gerne um biochemische Mineralsalze erweitern. Ist dies rechtlich möglich und was muss ich beachten? Es hat in letzter Zeit so viele Änderungen gegeben, dass ich mich erst einmal mit Ihnen in Verbindung setzen möchte.

Die biochemischen Tabletten sind als Homöopathika registriert und damit automatisch apothekenpflichtig, und nicht im Gesundheits-Shop handelbar. Es geistern Imitationen durch das Internet, die als Nahrungsergänzung angeboten werden. Die sind aber entweder nicht im Sinne Schüßlers homöopathisch potenziert oder illegal am Markt. Das gleiche gilt für biochemische Salben, da sind die Mixturen statt der Homöopathika dann als Kosmetikum angeboten.

Nahrungsergänzungsmittel und Kosmetika können Sie verkaufen, dann aber dürfen Sie den Begriff „Schüßler" nicht verwenden, das würde als Irreführung gelten.

Für einen solchen Handel brauchen Sie eine Gewerbeanmeldung. Im Hintergrund lauert immer ein wenig die Gefahr, dass das Finanzamt Ihre Heilpraktikertätigkeit, die an sich gewerbesteuerfrei ist, als Nebenzweck Ihres Handels betrachtet und auch Ihre Hp-Einkünfte der Gewerbesteuer unterwirft.

Und ein Hinweis aus leidvoller Erfahrung mancher Kollegen: Bei Patienten kommt solche Verquickung nicht gut an. Sie fürchten, das Kommerzielle stünde im Vordergrund gegenüber dem unabhängigen therapeutischen Gedanken.

Glasknochenkrankheit

Da mein Sohn Glasknochen hat, würde mich interessieren, ob es in Deutschland eine Stelle gibt, die die Wirkung von Schüßler-Salzen bei der Glasknochenkrankheit (Kollagendefekt – Osteogenesis imperfekta) belegen. Wäre allgemein auch daran interessiert an einer Studie diesbezüglich teilzunehmen. Außerdem möchte ich gerne wissen, welche Potenz dann in unserem Fall am Besten ist. Mein Sohn ist 15 Jahre und gerade im Wachstum.

Eine wissenschaftliche Studie über die Möglichkeit, bei der Glasknochenkrankheit mit biochemischen Salzen etwas zu bewirken, gibt es nicht. Da es sich ja vorwiegend um einen Defekt des kollagenen Bindegewebes handelt, würde ich auch ohne wissenschaftliche Absicherung einen Versuch mit der Nummer 11 (Silicea D12) für angezeigt halten, weil die Matrix, nach der der Körper kollagenes Bindegewebe erzeugt, abhängig von Silicea ist. Die Bruchgefahr lässt mit Erreichen der Skelettreife, also in naher Zukunft bei Ihrem Sohn, nach, was ja auch ein wenig tröstlich ist.

Grippaler Infekt

Als Schulmedizinerin möchte ich mich mit folgender Frage an Sie wenden: Da ich ab Herbst zu vermehrten Infekten neige, habe ich auf einen Rat hin mit dem Schüßlersalz Ferrum phosphoricum begonnen, und zwar 1 Monat 2 x tgl. 1 Tabl. D3, dann D6 und schließlich D12. Ich möchte sagen, dass ich seither keinen Infekt mehr hatte. Soll ich das Mittel so weiter nehmen?

Sehr geehrte Frau Doktor,

ich freue mich, von einer „Schulmedizinerin", wie Sie sich selbst apostrophieren, noch einmal bestätigt zu bekommen, was Anhänger der Biochemie seit 130 Jahren schätzen: nämlich wie gut Ferrum phosphoricum als Immunstimulanz wirkt. Sie haben sehr gezielt einen Stoß ins Immunsystem gegeben, insbesondere durch den Akkord D3, D6, D12.

Da Sie bis jetzt frei von „grippalen Infekten" geblieben sind, würde ich auch mit der Einnahme pausieren. Wer unter der Kirchturmuhr wohnt, hört sie schließlich nachts nicht mehr schlagen. Und so reagiert auch unsere Immunkompetenz, sie gewöhnt sich an Reize. Wenn wieder etwas „im Anzug ist", dann erneut einnehmen, und zwar – weil es ja dann schnell gehen muss – stündlich 1 Tabl. Nr. 3 in der D12 auf der Zunge zergehen lassen.

Haarausfall bei der Frau

Ich habe seit vielen Jahren schubweise Haarausfall. Meine Haare sind schon sehr dünn. Ich bin 63 Jahre. Können Sie mir raten welche Schüßler Salze ich nehmen soll und wie viel? Ihrer Antwort entgegensehend und vielen Dank im Voraus.

Die Therapie ist natürlich abhängig von der Ursache des Haarausfalls. Wenn es sich um ein Mangelsymptom handelt, käme in erster Linie die

Nummer 6 (Kalium sulfuricum D6), Nr. 3 (Ferrum phosphoricum D12) und Nr. 11 (Silicea D12) in Frage.

Sie sollten aber bedenken, dass jenseits der Wechseljahre sowohl das einzelne Haar dünner wird, wie auch die Besatzdichte der Fläche. Dadurch haben ältere Frauen oft ein „schütteres Haar“.

Haarausfall beim Mann

Meinem Sohn, 42 Jahre alt, gehen immer mehr Haare aus, er lehnt aber jede Behandlung ab. Kann ich ihm nicht heimlich biochemische Tabletten ins Essen geben?

Sie müssen zwischen dem kreisrunden Haarausfall und dem natürlichen Rückgang der Haare beim älter werdenden Manne unterscheiden. Nun ist Ihr Sohn mit 42 Jahren ja in einem gestandenen Alter, in dem man mit der beginnenden Glatzenbildung in Form der „Geheimratsecken“ und einer „Platte“ gut leben kann und auch muss. Daran wird sich nichts ändern, und offenbar akzeptiert Ihr Sohn das ja auch.

Haarausfall, kreisrunder

Mein Sohn (12 Jahre) hat seit ca. 8 Monaten einen starken kreisförmigen Haarausfall. Beim Suchen im Netz habe ich Ihre Seite gefunden. Nun habe ich eine Frage. Sie schreiben: „Haarausfall, lange Zeit hindurch Nr. 5 Kalium phosphoricum im Wechsel mit dem Mittel Nr. 11 Silicea, je 2 × täglich 1 Tablette“. Wie darf ich das verstehen? Wechsel ich täglich, dass heißt an einem Tag 2 x 1 Tablette Nr.5 und am nächsten Tag 2 x täglich Nr.11, oder an einem Tag erst 1 x Nr. 5 und nach ein paar Stunden 1 x Nr.11 und dann wieder 1 x Nr. 5 und 1 x Nr.11? Ich wäre Ihnen für eine Antwort sehr dankbar, da ich die Schüßler-Salze unbedingt ausprobieren möchte.

Die kreisrunden Flecken kommen oft nach einer evt. auch unbemerkt abgelaufenen Infektion. Darum würde ich auch die Nummer 3 (Ferrum phosphoricum D12) empfehlen. Die Haare wachsen wieder nach. Um das Haarwachstum zu beschleunigen würde ich die Nummer 6 (Kalium sulfuricum D6) der Nummer 5 vorziehen. Silicea ist richtig.

Wie der Wechsel gestaltet wird, ist unbedeutend und eher vom Tagesrhythmus (Schule, Beruf) abhängig. Sinnvoll ist es, wenn er die drei Mittel alle morgens und abends nimmt, und zwar nacheinander jeweils eine Tablette im Munde zergehen lassen.

Hagelkorn

Ich bin Bezieher Ihrer Zeitschrift und habe folgende Frage an Sie. Mein Augenarzt hat bei mir ein Hagelkorn festgestellt. Welche Schüßlersalze helfen hier?

Ich gehe davon aus, dass es wirklich ein Hagelkorn und kein Gerstenkorn ist. Beim Hagelkorn handelt es sich um Sekretrückstände, die ins Lid eingelagert sind, aber nicht mehr entzündlich sind. Es macht ja auch in der Regel keine Beschwerden. Entweder man lebt damit, oder es muss operativ entfernt werden. Das ist relativ einfach und kann ambulant unter örtlicher Betäubung erfolgen.

Damit sich später kein neues bildet, würde ich nach der Operation für drei Monate die Nummer 3 (Ferrum phosphoricum D12) anwenden, nach einem halben Jahr Pause noch einmal für drei Monate die Nummer 8 (Natrium chloratum D6).

Hashimoto

Ich bin weiblich, 1,69 m, 66 kg und 30 J. und leide seit Mai 2005 an einer Schilddrüsen-Unterfunktion (Hashimoto). Bin gerade dabei, diese in den Griff zu bekommen. Habe meine Schilddrüsen-Tropfen nun von 50 µg auf nun 120 µg Thyroxin-Tropfen gesteigert, jedoch merke ich fast nach einem 3/4 Jahr noch immer keine Besserung.

Aktuelle Beschwerden sind: dauernde Müdigkeit, totale Antriebslosigkeit, Schwindel/Benommenheit, tagsüber teilweise Wärmegefühl, abends Kälte, manchmal Übelkeit, Atembeschwerden, permanentes Grippegefühl. Schreibe seit Mai auch in einem Schilddrüsenforum mit, in dem immer mal wieder der Begriff Schüßler-Salze fällt. Können die helfen?

Thyroxin ist das Hormon, das die Schilddrüse eigentlich selbst herstellen sollte. Da Sie bisher nur 50 µg bekommen haben, gehe ich davon aus, dass es mit der Unterfunktion nicht so sehr schlimm ist. Die Beschwerden, die Sie schildern, passen zwar gut zu einer Schilddrüsen-Unterfunktion, können aber natürlich auch andere Ursachen haben. Wenn nun die Dosiserhöhung auf 120 µg keinen Erfolg gezeigt hat, spricht das sehr dafür, dass solche anderen Ursachen hinter der Mattigkeit stecken. Das sollte intensiv diagnostiziert werden.

Ob denn Thyroxin überhaupt zwingend notwendig ist, wäre auch zu prüfen. Immerhin geben wir es nicht nur bei der Unterfunktion, um das Hormon zu ersetzen, sondern auch bei der Überfunktion, um die Schilddrüse zu bremsen. Vielleicht kann es Sinn machen, einmal ein Weilchen gänzlich damit zu pausieren.

Ein spezielles Salz für die Schilddrüse haben wir in der Biochemie nicht. Da wir beim Hashimoto aber von einer Autoimmunerkrankung ausgehen, kann die Nummer 3 (Ferrum phosphoricum D12) in Verbindung mit dem Ergänzungsmittel Nr. 21 (Zincum chloratum D6) zur Verbesserung der Immunkompetenz Sinn machen. Und als Energeticum würde ich an die Nr. 5 (Kalium phosphoricum D6) denken.

Hautfeuchtigkeit

Seit ich etwas abgespeckt habe, wird meine Haut immer faltiger und trockener. Ich habe alle möglichen Feuchtigkeitscremes ausprobiert und trinke schon jeden Tag mindestens zwei Liter Kräutertee. Würde gern die biochemischen Salben anwenden. Muss ich dabei die Augenpartie aussparen?

Der Begriff der Hautfeuchtigkeit wird häufig missverstanden. Sie meinen sicher auch mit Ihrer Anfrage eher die Elastizität und Geschmeidigkeit der Haut, die nur sehr bedingt etwas mit der Feuchtigkeit zu tun hat. Die Haut reagiert ja nicht wie ein Schwamm, der Wasser aufsaugt und dann prall und straff erscheint.

Die Straffheit der Haut hängt eher von den Polstern im Unterhautzellgewebe ab. Das ist größtenteils Fett, das abgebaut wird, wenn man abspeckt. Mit der Veränderung des Hormonhaushaltes in und nach den Wechseljahren wird dieses Fett aber auch anders im Körper verteilt. Das ist von der Natur so gewollt und nur mit erheblichen Risiken zu ändern.

Wichtiger als Salben und Cremes ist aber vor allem die Ernährung der Haut von innen her. Dabei spielen die biochemischen Tabletten Nr. 11 und 6 eine besonders wichtige Rolle. Nr. 11 (Silicea D12) weil es das Bindegewebe, das die Strukturen der Haut stützt, verbessert, und Nr. 6 (Kalium sulfuricum D6) weil es die Deckschichten der Haut erneuert.

Wenn Sie die Salbe Nr. 11 zusätzlich anwenden wollen, müssen Sie die Augenpartie nicht aussparen.

Sie geben als Trinkmenge 2 Liter Kräutertee am Tag an. Dabei sollten Sie sehr kritisch hinterfragen, welche Kräuter denn in dem Tee enthalten sind. Oft sind das ja welche mit einer entwässernden oder abführenden Wirkung, was sicher nicht in jedem Falle sinnvoll ist.

Heilfasten

In unserer Apotheke werden wir oft gefragt: welche Schüßlersalze werden als „Begleitung" beim Heilfasten empfohlen?

Eigentlich alle, weil es beim ernsthaften Fasten natürlich schnell zu Mängeln in der Versorgung kommt. Am schnellsten macht sich der Kalium-Mangel bemerkbar, der schon nach zwei bis drei Tagen zu Muskelschwäche und auch psychischen Veränderungen führt. Ich würde darum von Anfang an die Nummer 5 (Kalium phosphoricum D6) und die Nummer 7 (Magnesium phosphoricum D6) geben.

Um die erwünschte „Entgiftung" zu unterstützen käme noch die Nummer 10 (Natrium sulfuricum D6) in Frage.

Sind die Mangelsymptome sehr ausgeprägt, habe ich gute Erfahrungen mit den Neukönigsförder Mineraltabletten NE gemacht, die alle essenziellen Mineralien und Spurenelemente enthalten. Gut geführte Fastenkuren reichen auch Obst- oder Gemüsesäfte.

Heiße Sieben

Ich arbeite als PTA in einer Apotheke. Wir gehen sehr viel mit Homöopathie um und auch Schüßler Salze gehen bei uns häufig über die „Ladentheke". Allgemeine Dinge über die Biochemie sind uns bekannt und natürlich ist auch die Zubereitung der „Heißen Sieben" kein Geheimnis für uns. Kürzlich wurde ich aber gefragt, warum man ausgerechnet 10 Tabletten nehmen muss. Darauf wusste ich keine Antwort und auch mein Chef konnte mir das nicht erklären.

Es handelt sich ja im Prinzip auch um ein homöop. Arzneimittel, denn es ist ja auf diese Weise potenziert. Und in der Homöopathie kommt es ja auf die Häufigkeit der Gaben an, bzw. die richtige Potenz, und es ist eigentlich

egal ob ich 5, 10 oder 100 Globuli auf einmal lutsche, der Effekt ist der Gleiche. Es würde mich sehr freuen, wenn Sie mir diese Frage beantworten könnten!

Die Biochemie bedient sich zwar der homöopathischen Aufbereitung der Salze, jedoch nicht um der Hahnemannschen Ähnlichkeitsregel wegen, sondern um die Bioverfügbarkeit zu verbessern. Angesichts der weit verbreiteten Mängel hegen aber auch viele Biochemiker Zweifel, ob denn eine D6 oder gar D12 ausreicht, um solchen Mängeln zu begegnen. Darum lesen und hören wir oft die Argumentation, dass die kleine Menge an der Zellmembran die Aufnahme der großen Menge ermöglicht, was natürlich physiologisch nicht nachvollziehbar ist. Richtig ist, dass die kleine Menge des einen Salzes die Aufnahme der großen Menge eines anderen Salzes fördert. Beispiel: Magnesium als Kernelement der Natrium-Kalium-Pumpe fördert Kalium in die Zelle hinein – und Natrium heraus. Auf meiner Homepage www.nam.de und weiter zu meinen Aufsätzen finden Sie ein Manuskript „Kleine Menge ..." zu diesem Thema.

Aus diesen Zweifeln ist die häufig zu hörende Empfehlung gewachsen, 10 (oder mehr) Tabletten in Wasser aufzulösen, was ja eigentlich keinen Sinn macht, denn eine Potenz tiefer gewählt, enthält jede Tablette schon die zehnfache Menge des Salzes. Statt einer D6 eine D3 genommen, sollte jeden Zweifel an der Dosierung nehmen.

Geht es um die einfache Magnesiumwirkung, genügt es, wie bei allen anderen Salzen eine Tablette auf der Zunge zergehen zu lassen.

Bei der „heißen Sieben" hat sich jedoch in der Praxis gezeigt, dass offenbar der erwünschte spasmolytische Effekt des Magnesiums (als natürlicher Calciumantagonist) durch das heiße Wasser und schluckweise Trinken enorm verstärkt wird. Soll ein akuter Spasmus (Migräne, Kolik, Angina pectoris) gelöst werden, wirkt in der Tat die „heiße Sieben" oft Wunder.

Ob es aber nun 10 oder 12 oder 8 Tabletten sind, ist ohne Bedeutung. Es steckt kein esoterischer Hintergrund dahinter. Auch die oft zu lesende Empfehlung, keinen Metalllöffel zu verwenden, ist überholt.

Heizkissen

Kann ich bei meinen Rückenschmerzen zusätzlich zum Heizkissen auch die biochemischen Salben anwenden?

Die biochemischen Salben können in Kombination mit den Tabletten Nr. 11, 4 und 7 sehr nützlich sein.

Sie sollten aber auf keinen Fall nachts ein elektrisches Heizkissen mit ins Bett nehmen. Daran sterben jährlich etwa ein Dutzend Menschen. Nun werden Sie sagen: „Meiner tüdeligen Schwiegermutter würde ich das auch nicht geben, aber ich doch nicht, ich merke schließlich, wenn ich brenne." Irrtum! Auch auf kleiner Stufe heizt es unter der Decke voll auf und kann zu kokeln beginnen. Sie sind durch die Rauchvergiftung bewusstlos, ehe es Ihnen zu warm wird.

Herpes im Auge

Seit längerem beschäftige ich (Gesundheitswissenschaftlerin) mich mit Schüßler-Salzen. Nun habe ich ein Problem, bei dem ich nicht weiterkomme, und bitte deshalb um Ihre Hilfe. Hat jemand bereits Erfahrungen mit Augenherpes gesammelt, gibt es dazu Unterlagen oder wer könnte mir behilflich sein. Bitte geben Sie mir Nachricht, ich brauche dringend Hilfe.

Ein Patient mit einer Herpesinfektion der Augen sollte unbedingt in fachärztlicher Behandlung bleiben, weil es zu Zerstörung der Hornhaut und im Gefolge zur Blindheit kommen kann. Sie sollten auch bei aller Liebe zur Biochemie nicht eigenmächtig die sicherlich verordnete Cortisonbehandlung absetzen oder verringern.

Ergänzend aus der Biochemie würde ich zur Nummer 3 (Ferrum phosphoricum D12), dem klassischen Entzündungsmittel, raten. Ist das Auge akut entzündet, kann es sogar sinnvoll sein, für einige Tage stündlich eine Tablette zu lutschen.

Herpes der Lippen

Mit großem Interesse bin ich auf Ihre Homepage gestoßen. Welches Schüßler-Salz hat sich bei Lippen-Herpes (immer wiederkehrend) bewährt?

Gegen eine akute Herpesinfektion gibt es ja heute spezifische schulmedizinische Salben mit dem Wirkstoff Aciclovir. Für die immer wiederkehrende Infektion würde ich jedoch auf die Nummer 3 aus der Biochemie (Ferrum phosphoricum D12) setzen. Das Mittel steigert die eigene Immunabwehr. Evt. sollte auch der Partner behandelt werden.

Herzklopfen und -jagen

Ich bin in den Wechseljahren und leide fürchterlich unter Herzjagen und -klopfen, oft mit schrecklichen Angstgefühlen verbunden. Was kann die Biochemie tun?

Bei dem „Herzklopfen" stellt sich die Frage, ob es denn ein Herzjagen war, oder ob Sie nur das Klopfen verstärkt wahrgenommen oder gehört haben. Letzteres ist harmlos, ersteres sollte natürlich ärztlich abgeklärt werden.

Kalium phosphoricum, also die Nummer 5, verstärkt das Ruhepotenzial der Nerven und stabilisiert damit die innere Ruhe und Gelassenheit. Ich würde auch immer Magnesium phosphoricum (Nr. 7) dazu nehmen, denn Magnesium bringt Kalium erst dort hin, wo es wirken kann, ins Innere der Nerven.

In den Wechseljahren gibt es ein Wechselspiel zwischen dem Östrogen-Abfall und einer gestörten Schilddrüsenfunktion. Schießt die Schilddrüse in einer Angst- oder Schrecksituation über das Ziel hinaus, dann macht das Herzjagen oder -klopfen. Hier kann evt. ein Cimicifuga-Präparat (fragen Sie Ihren Apotheker) helfen.

Vor allem aber muss man auch ein bisschen an sich arbeiten, um zu lernen, diese Befindlichkeitsstörungen gelassener zu nehmen.

Herzkranzgefäße

Meine Großmutter hat verstopfte Herzkranzgefäße und eine teilweise verstopfte Halsschlagader. Können auch hier die Schüßler Salze eine positive Wirkung herbeiführen?

Die Gefäßverschlüsse im Herzen wird die Biochemie nicht öffnen können, wohl aber die Leistung des Herzens verbessern, mit Nr. 5 (Kalium phosphoricum D6).

Hexenschuss

Welche Salbe käme bei Hexenschuss in Betracht?

Bei einem akuten Hexenschuss würde ich in erster Linie Wärme anwenden. Die biochemischen Salben erzeugen im Gegensatz zu den typischen Rheuma-Salben keine unmittelbare Wärme, darum Rotlicht oder Wärmflasche.

Als Salbe mit einem Langzeiteffekt für die Verbesserung der Bandscheiben käme dazu die Nr. 11 (Silicea) in Frage. Ebenso würde ich zur Einnahme der Tabletten Nr. 11 (Silicea D12) und Nr. 4 (Kalium chloratum D6) raten. Sind die Rückenmuskeln arg verspannt käme auch die krampflösende Nr. 7 (Magnesium phosphoricum D6) in Frage.

Hitzewallungen

Können Sie mir einen Tipp geben, welche Salze ich bei Hitzewallungen einnehmen kann?

Da die Hitzewallungen der Wechseljahre oft durch psychische Anlässe ausgelöst werden, würde ich in erster Linie die Nummer 5 (Kalium phosphoricum D6) zur Stabilisierung der Nerven empfehlen, gegebenenfalls in Verbindung mit der Nr. 7 (Magnesium phosphoricum D6), das aber nicht als „heiße Sieben", sondern beides 3 x tgl. 1 Tabl. im Munde zergehen lassen.

Haben Sie auch heftige Schweißausbrüche, käme noch die Nummer 8 (Natrium chloratum D6) in Frage.

Um die Umstellung zur hormonarmen Zeit zu erleichtern, gebe ich meinen Patienten auch gern ein pflanzliches Präparat auf Cimicifuga-Basis. Fragen Sie Ihren Apotheker.

Hochpotenzen

In dem Buch „Lebensquell Schüßlersalze" von der Autorin Monika H. Hausen ist auf S. 95 der Anwendungsbereich von höheren Potenzen von Ferrum phosphoricum beschrieben (bis D1000). Wo oder wie kann man höhere Potenzen bekommen? In der Apotheke ist nur Ferrum phosphoricum bis D12 erhältlich.

Schüßler hat seine Biochemie nicht als homöopathische Informationsvermittlung – wie die Hochpotenzler – verstanden, sondern als Ergänzung fehlender Mineralien. Die homöopathische Potenzierung benutzte er, um eine bessere Bioverfügbarkeit der Salze zu erzielen. Darum würde ich eine D100 auch nicht als Biochemie verstehen.

Sie bekommen aber in der Apotheke auf Anforderung jede gewünschte Potenz oder Hochpotenz, dann nicht als Biochemie (blaues Etikett) sondern als Homöopathie (rotes Etikett) – und etwas teurer.

Hodenzysten

Mein Sohn, 24 Jahre, ledig, hat mehrere Hodenzysten, nach Auskunft des Urologen muss er damit leben, da eine Operation in diesem Alter nicht infrage kommt. Er hat leichte Schmerzen beim Sitzen. Ich therapiere z. Z. meine Fibromyalgie mit Schüssler-Salzen. Gibt es eine diesbezügliche oder ähnliche Therapie auch für Hodenzysten in der Biochemie? Welche Schüßler-Salze müsste er nehmen? Meiner Meinung nach ist mein Sohn lt. Schüßlerbuch eine Natrium chloratum Persönlichkeit.

Zur auf den Konstitutionstyp abgestellten Therapie kann ich natürlich nichts sagen, da ich Ihren Sohn nicht kenne.

Die Hodenzysten wird er mit Biochemie wohl kaum weg bekommen. Allenfalls ein Versuch mit der Nummer 11 (Silicea D12) schiene mir etwas aussichtsreich. Mit der Straffung des Bindegewebes und damit der Zystenmembran könnten die Beschwerden weniger werden.

Ein bisschen Zweifel habe ich allerdings, ob denn die Beschwerden beim Sitzen überhaupt von den Zysten kommen. Üblicherweise bleiben diese beschwerdefrei, so dass eine Operation in der Regel auch gar nicht nötig ist. Dafür kennt aber jeder junge Mann nach Turteln ohne Erfolg das drängende „Steingefühl" im Schritt.

Hörsturz

Nachdem ich schon sehr gute Erfahrungen mit den Schüßler-Salzen gemacht habe, würde es mich interessieren, ob man auch bei einem Hörsturz mit den Salzen Erfolg haben kann.

Wenn der Hörsturz noch jung ist, würde ich die Nummer 7 (Magnesium phosphoricum D6) und die Nummer 5 (Kalium phosphoricum D6) einsetzen. Ist das Ereignis schon länger als 3 – 4 Monate her, nur noch die Nummer 5.

Homöopathie

Da ich mich als Heilpraktikerin recht intensiv mit der Mineralstofftherapie beschäftige, stellt sich mir folgende Frage:

Warum sind die „Schüßler-Salze" auch in homöopathischen Büchern (z.B. bei W. Boericke) aufgelistet, obwohl sie doch Mangelzustände bzw. Verteilungsstörungen beheben und nicht nach dem Ähnlichkeitsprinzip eingesetzt werden können. Heißt das, dass vor Dr. Schüßlers Entdeckung über die Wirkung der Mineralstoffe diese einfach der Homöopathie zugerechnet wurden oder kamen sie später und nur deshalb in die gleichen Bücher, weil die Zubereitung eine homöopathische ist? Die Hintergründe darüber würden mich interessieren und ich würde mich sehr freuen, wenn Sie dazu eine Antwort hätten.

Die Herkunft Schüßlers aus der Homöopathie, die homöopathische Zubereitung und die Tatsache, dass folgerichtig die Biochemie über all' die Jahre von homöopathischen Firmen gepflegt wurde, hat dazu geführt, dass viele Patienten und auch Therapeuten die Biochemie der Homöopathie zuordnen.

Schüßler hat das eindeutig anders gesehen und auch immer wieder betont, dass seine Biochemie nicht der Hahnemannschen Ähnlichkeitsregel folgt, sondern Mängel beheben will. Aber wie alle Stoffe haben die Mineralien natürlich auch homöopathische Indikationen. In der Tat finden sich in der Literatur immer wieder klassische homöopathische Indikationen gemeinsam mit rein allopathischen wieder. Ich denke, es wäre eine dankbare aber auch aufwändige Aufgabe für erfahrene Therapeuten, das einmal sorgfältig zu ordnen.

Homöopathie und Biochemie gemeinsam?

Kann man gleichzeitig Mineralsalze (Biochemische Hausapotheke) und andere homöopathische Mittel (DHU-Taschenapotheke mit Globuli) einnehmen, oder sollte man eine Richtung einschlagen?

Man kann beides zur gleichen Zeit anwenden.

Grundsätzlich sollte man aber immer „Schrotschüsse" vermeiden, schon damit man später weiß, was denn eigentlich geholfen hat.

Hüftdysplasie

Kann ich mit Schüssler-Salzen auch eine Hüftdysplasie positiv beeinflussen und wenn ja wie? Gibt es Therapeuten mit denen ich mich in Verbindung setzen kann, die Erfahrung mit diesem Thema gemacht haben? In sonstigen Lebenslagen bin ich bestens mit den Salzen und Cremes zurechtgekommen!

Die Therapiemöglichkeiten sind sehr abhängig vom Alter des Patienten und vom Ausmaß der Dysplasie. Die besten Chancen bestehen beim Säugling, wobei die formenden Maßnahmen, wie richtiges Wickeln bis hin zur möglichen Operation, im Vordergrund stehen. Ziel ist es, die richtige Stellung der Hüfte herzustellen und eine Nachreifung der nicht richtig entwickelten Gelenkpfanne zu bewirken.

Das ist der Punkt, an dem in der Tat die Biochemie Sinn macht. Ich würde hier die Nummern 11 (Silicea D12) und 2 (Calcium phosphoricum D6) anwenden. Von beiden 3 x tgl. 1 Tabl. in der Flasche auflösen.

Beim Erwachsenen – früher wurde ja beim Säugling nicht so genau hin geschaut – werden die Erfolge jedoch sehr begrenzt bleiben. Dennoch würde ich die gleichen Mittel versuchen, dann natürlich nicht in der Flasche sondern im Munde zergehen lassen.

Hufrehe

Sehr geehrter Herr Jörgensen,

zufällig entdeckte ich Ihre Website mit den Schüssler-Salzen in der Tiermedizin. Wir haben eine rehekrankes Pferd (Auslöser für den 1. Reheschub im vergangenen Jahr war die Gabe von Triamzinolon, Auslöser für den 2. Schub am 29.1.06 und am 23.4.06 unbekannt. Welche Salze würden Sie dem Pferd geben?

Ich würde in jedem Fall die Nummer 11 (Silicea D6 – nicht D12) geben. Wieweit das aber noch helfen kann, hängt entscheidend davon ab, wieweit es bereits anatomische Veränderungen im Hufskelett gegeben hat.

Impfen

Guten Tag Herr Jörgensen,

bei der Recherche zum Thema Säure-Basen Haushalt bin ich auf Ihre Vorträge gestoßen, die mich als Ärztin durch ihre wohltuende Klarheit,

lückenlose biochemische Beweisführung und den Humor überzeugen.

Haben Sie über das Thema Impfen bereits eine Abhandlung geschrieben? Falls ja, würde ich mich freuen diese zu erhalten, falls nein würde es vielleicht ….

Sehr geehrte Frau Doktor,

vielen Dank fürs freundliche Schulterklopfen.

Zum Impfen habe ich bislang nichts geschrieben und scheue auch immer wieder davor zurück. Wie Sie gesehen haben bin ich im naturheilkundlichen Lager sehr engagiert und versuche immer wieder, meine naturheilkundlichen Freunde mit der Schulmedizin zu versöhnen – wo letztere es wert ist.

Aber in unseren Kreisen herrscht ja eine ausgeprägte Impffeindlichkeit vor, deren Wurzeln aus der Zeit der Pockenimpfpflicht vielleicht auch verständlich sind, aber heute doch etwas differenzierter gesehen werden muss.

Vom Prinzip her ist der Gedanke des Impfens doch genau das, was wir in der Naturheilkunde immer wieder postulieren: wir setzen einen Reiz im Organismus um ihn zu veranlassen, Abwehrmechanismen dagegen aufzubauen (Immunstimulanz, Homöopathie). Darum kann ich diese dogmatische Ablehnung auch nicht teilen.

Es gibt sicher etliche Impfungen, die überflüssig sind. Auch solche, bei denen das Risiko möglicherweise den Nutzen übersteigt, aber auch einige, die durchaus sinnvoll sind.

Ich fühle mich aber nicht kompetent genug, alle Argumente, die die Kapazitäten der Stiko zusammen getragen haben, zu prüfen, zu bestätigen oder zu verwerfen. Das wäre mir ein paar Schuhnummern zu groß.

und die Antwort auf die Antwort:

Sehr geehrter Herr Jörgensen,

obwohl ich Ihre Einstellung verstehe, bedauere ich doch die Konsequenz. Denn gerade Ihre Einstellung zum Impfen sollte im naturkundlichen Lager verstanden werden und vor Allem umgesetzt werden. Die impffeindliche Einstellung vieler Naturheilkundeanhänger führt auch dazu, dass viele Naturwissenschaftler, die der Naturheilkunde grundsätzlich offen gegenüber stehen, Vorbehalte haben. Gerade Ihnen als Insider würde aufmerksamer zugehört werden. Trotzdem vielen Dank für Ihre Mail und herzliche Grüße

Dr. ………

Innere Narben

Ich möchte meiner Tante etwas Gutes tun. Sie hat gehört, dass es ein Salz gibt, das innerliche „Narben“ verbessert und förderlich hilft. Meine Frage: Gibt es tatsächlich solch ein Salz von Schüßler und welche Nr. wäre das? Meine Tante hat mehrere „Stand's“ im Bereich Bauspeicheldrüse, Leber und Galle!

Ich nehme an, dass die etwas blumige Idee aus einem der vielen Bücher über die Biochemie stammt, weiß aber nicht, welche Schüßlersalze der Autor dabei im Auge hatte.

„Innere Narben“, die regulär verheilt sind, bedürfen eigentlich keiner Nachbehandlung. Sie schreiben von „Stand's“. Ich vermute, dass Sie „Stents“ meinen, mechanische Einlagen, die Engpässe in Gefäßen oder Hohlorganen offen halten sollen.

Wenn es solche Engpässe im Bereich der Bauchorgane gibt, kann ich mir vorstellen, dass mit der Nummer 7 (Magnesium phosphoricum D6) eine gewisse Besserung zu erzielen ist. Der Engpass eines Gefäßes wird ja durch die mechanische Einengung durch Narben oder ähnlich ausgelöst, aber durch den Muskeltonus der Gefäßmuskulatur weiter verstärkt. Und hier könnte Magnesium krampflösend helfen.

Internet

Im Internet finde ich eine Menge Angebote zur Biochemie, die oft recht billig sind. Ist da die Qualität gesichert?

Sie sollten bei Internetangeboten sehr genau hinsehen. Von Pillenrestbeständen aus Schwiegermutters Nachlass bis hin zu dubiosen Fälschungen finden Sie dort allerlei Fragwürdiges. Schüßlersalze sind in Deutschland apothekenpflichtig weil homöopathisch potenziert. Internetangebote sind entweder nicht homöopathisch aufbereitet, entsprechen also nicht Schüßlers Idee, oder sie sind illegal im Handel. Dann müssen Sie gegebenenfalls bei Lieferungen aus dem Ausland damit rechnen, dass der Zoll die Sendung beschlagnahmt.

Neuerdings dürfen aber auch Apotheken Arzneien im Versandhandel anbieten. Bei einem Angebot einer deutschen Apotheke können Sie von einwandfreier Ware ausgehen – hoffe ich.

Ischialgie

Für meine Ischialgie nehme ich die Nummern 1, 3, 5, 7 und 11. Aber in der zweiten Nachthälfte werden die Schmerzen immer schlimmer. Kann das eine Erstverschlimmerung sein?

Dass die Ischialgie-Schmerzen in der 2. Nachthälfte stärker werden, hängt mit der Lagerung der Wirbelsäule zusammen. Versuchen Sie, sich öfter auf die andere Seite zu drehen.

Die Kombination Nr. 5 zur Stabilisierung der Nerven, Nr. 7 zum Entkrampfen und vor allem Nr. 11 für den Aufbau des Bindegewebes ist richtig. Die Nummer 3 macht Sinn bei akuten Entzündungen. Bei Ihnen dürfte es wohl eher ein Problem des Bindegewebes, in diesem Fall der Bandscheiben, sein. Die Nummer 1 halte ich in diesem Zusammenhang für entbehrlich.

Eine Erstverschlimmerung, wie sonst oft in der Homöopathie, ist bei der Biochemie nicht zu befürchten.

Kalium im Blut

Kann die Nr. 5 das Kalium im Blut erhöhen? Als meine Tochter 2005 wegen Ihrer Krampf-Anfälle ins Krankenhaus kam, erwähnte ich die Schüßler-Salze. Die Nr. 5 wurde sofort gestrichen, weil die Kalium-Werte erhöht waren. Hatte das mit der Nr. 5 zu tun oder gibt es zur Erhöhung einen anderen Grund?

Das homöopathisch potenzierte Kalium in einer D6 = (0,000 025 g) kann nicht die Blutwerte erhöht haben. In den roten Blutkörperchen ist etwa 40mal soviel Kalium wie im Plasma. Wenn bei der Blutentnahme nur ein paar davon zerstört werden, stimmt der Plasmawert nicht mehr.

Karpaltunnelsyndrom

Hallo liebes Team, ich erbitte mir Ihren Rat zum Karpaltunnelsyndrom. Ich habe in beiden Händen Beschwerden wie Einschlafen in bestimmten Stellungen, vor allem nachts, und Schmerzen in den Daumen. Nachts trage ich Stützschienen, so dass es etwas besser zu ertragen ist. Die Schulmedizin will nun operieren und sagt, ohne OP würde ich Nervenschädigungen davon tragen. Das bedeutet aber wiederum Narben, die ich umgehen möchte. Jetzt suche ich nach einer Möglichkeit ohne OP. Besonders schlimm ist es, wenn ich ca. 40 Min. Nordic gelaufen bin, dann muss ich alle 5 Min. stehen bleiben, drücke meinen Hals in die entgegengesetzte Richtung, bis es aufhört oder lasse eine Weile die Hand hängen. Das ist sehr störend, vor allem, da mir Nordic sehr gut bekommt und meinem LWS-Syndrom Linderung verschafft. Da ich nun seit einigen Wochen durch Schmerzen in den Oberarmen und in den Ellenbogen nicht laufen konnte, schmerzt auch mein Rücken wieder extrem stark. Vor kurzem habe ich einen Tipp erhalten: tgl. Braunhirsemehl einnehmen. Das mache ich seit Samstag 2 x tlg. 2 geh. TL, seitdem habe ich den Eindruck, die Schmerzen sind stärker geworden.

Bitte geben Sie mir einen Rat, ich weiß nicht mehr ein noch aus.

Leider ist das Karpaltunnelsyndrom ein bisschen zur Modediagnose entartet, und es wird oft zu voreilig operiert. Aber ohne eigene Untersuchung kann ich Ihren Fall natürlich nicht beurteilen, und so schlimm, wie Sie die Schmerzen schildern, kann ich mir schon vorstellen, dass die Diagnose richtig ist und die Operation unumgänglich.

Einige Bemerkungen Ihrer Frage lassen allerdings auch an die Halswirbelsäule oder Schulter als Ursache denken. Auf meiner Homepage (www.nam.de, von dort zu meinen Aufsätzen) finden Sie einen ausführlichen Aufsatz hierzu.

Wenn Sie sich nicht ganz schnell zur Operation entschließen wollen, machen Sie doch vorher noch einmal einen Versuch mit der Biochemie, und zwar die Nummer 5 (Kalium phosphoricum D6), 7 (Magnesium phosphoricum D6) und 11 (Silicea D12). Morgens 3 Tabl. Nr. 5, mittags 3 Tabl. Nr. 11 und abends 3 Tabl. Nr. 7, die Tabletten im Munde zergehen lassen.

Wenn sich nicht nach einem Monat zumindest eine deutliche Besserung zeigt, würde ich mich allerdings zur Operation entschließen.

Kleie und Phytate

Ich bin Ernährungs- und Diätberaterin und habe ein Problem. Phytate – die in der Kleie enthalten sind – verbinden sich im Verdauungstrakt gern mit Kalzium zu unlöslichen Salzen, so dass dieses gebundene Kalzium nun nicht mehr zur Verfügung stehen kann. Welche Empfehlung gibt man nun hinsichtlich der Einnahme von Kleie? Eventuell bereitet mit Joghurt oder Milch? Sollte man sie lieber in Saft eingerührt trinken? Wie viel Kalzium wird dabei gebunden – bleibt eventuell noch genug übrig? Welche Binde-

kapazität bleibt noch übrig für andere Stoffe z.B. Schadstoffe, welche ja gern von den Ballaststoffen im Körper aufgenommen werden?

Es ist richtig, dass Phytate im Getreide, nicht nur in Kleie, Calcium binden. Aber die Calciummenge übersteigt die Bindungskapazität der Phytate. Ob sich in der Kleie das Verhältnis verschiebt, ist meines Wissens nie untersucht.

Kleie oder andere Ballaststoffe können allerdings keine anderen Schadstoffe absorbieren. Sie sind notwendig für die Peristaltik des Darmes. Für Kleie gilt aber dabei – ich bin sicher, dass Sie das wissen – viel Flüssigkeit, weil es sonst zu Ballungen kommen kann.

Knochenhautentzündung

Eine befreundete Physiotherapeutin riet mir bei Knochenhautentzündung auch zur „heißen 7". Sie empfahl, anfänglich möglichst alle 10 Min. 1 Tablette aufgelöst trinken; zunächst solange bis sich eine Schmerzlinderung zeigt. Habt Ihr damit auch Erfahrungen? Oder könnt mir auch zur Dosierung Auskunft geben?

Die Nummer 7 (Magnesium phosphoricum D6) macht bei Schmerzen in der Tat Sinn. Ich würde jedoch die eine Tablette nicht aufgelöst trinken, sondern im Munde zergehen lassen. Die kleine Salzmenge erspart sich dadurch den langen Weg über Magen, Darm und Leber, und wirkt so besser.

Die „heiße Sieben" (10 Tabl. in heißem Wasser) empfehlen wir vor allem bei kolikartigen Krämpfen.

Bei einer Knochenhautentzündung würde ich – wie bei allen Entzündungen – aber auch an die Nummer 3 (Ferrum phosphoricum D12) denken, und wenn die Entzündung schon älter und chronisch ist, statt dessen an die Nummer 4 (Kalium phosphoricum D6).

Knorpelregeneration

Habe seit gestern sie Salze Nr. 8, Nr. 9, Nr. 5, und Nr.11 für die Knorpelregenation gekauft, bin aber etwas unsicher wie ich die Tabletten einnehmen soll. Bitte schreiben Sie mir, wie ich sie am besten einnehmen und dosieren soll.

Die normale Dosierung für alle Mittel ist 3 x tgl. 1 Tabl. auf der Zunge zergehen lassen, verschiedene Salze besser nacheinander.

Mit der Nummer 8 und 9 nehmen Sie zwei Natriumsalze, jedoch kein einziges Calciumsalz. Ich würde die Nr. 8 durch die Nummer 2 (Calcium phosphoricum D6) ersetzen.

Konzentrationsschwäche

Mein Sohn leidet unter Konzentrationsschwäche, daher würde ich ihn gerne mit Schüssler-Salzen behandeln/unterstützen. Leider ist es aber so, dass er nicht bereit ist Tabletten zu lutschen. Gibt es die Schüßler-Salze auch in Form von Globuli? Oder können Sie mir eine Einnahme empfehlen – wie z.B. unter den frisch gepressten Orangensaft aufgelöst untermengen. Ich möchte ja nicht, dass die Wirkung der Salze darunter leidet. Haben Sie hierfür Tipps für mich?

Alle Schüßler-Salze können Sie auch als Globuli bekommen.

Es geht aber auch, wenn Sie die Tabletten in den Saft „mogeln". Dann würde ich allerdings statt einer Tablette jeweils drei nehmen, da die Wirkung durch den langen Weg durch Magen und Darm etwas gemindert wird. In Frage käme in erster Linie die Nummer 5 (Kalium phosphoricum D6).

Ich gebe aber zu, dass ich immer ein wenig Probleme damit habe, Kindern zur Verbesserung ihrer Konzentration oder schulischen Leistung Tabletten zu geben. Der Weg von der biochemischen Tablette zum fatalen Ritalin ist dann nur allzu schnell getan. Besser wäre pädagogische Hilfe.

Lesen Sie hierzu auch unter ADHS nach.

Kopfschuppen

Ich hätte gern eine Anleitung zur Herstellung einer Lösung mit Natrium chloratum, wenn man sie bei Kopfhautschuppen als Shampoo benutzen möchte? Habe in meinen Büchern nur Anleitungen zu Kompressen und Wickeln gefunden!

Das Wesen der Biochemie besteht darin, die Salze in den Zellstoffwechsel einzubringen, um die Funktion der Zellen zu verbessern. Darum sollten Sie auch bei Kopfhautschuppen lieber das Haar und die Haut „von innen" her ernähren. Ich würde also in erster Linie auf die biochemischen Tabletten setzen, in diesem Fall vor allem auf die Nummer 6 (Kalium sulfuricum D6), davon 3 x tgl. 1 Tabl. im Munde zergehen lassen.

Zur äußeren Ergänzung: entgegen allen üblichen Empfehlungen tgl. das Haar mit einem ganz normalen Shampoo waschen, und nach dem Waschen in die Kopfhaut – nicht nur in das Haar – ein bohnengroßes Stückchen der biochemischen Salbe Nr. 3 einmassieren.

Krebs

Ich habe Ihre Seite von einem guten Freund empfohlen bekommen, der meinte, ich könne mich mit meinem Problem evt. an Sie wenden. Es geht darum, dass bei meinem Vater sehr unerwartet die Diagnose Krebs (Peritonealkarzinom mit unauffindbarem Primärtumor) festgestellt wurde. Er hat nun die erste Runde Chemotherapie begonnen, die ihn bisher nur schwächt, zumal die Ärzte eine Heilung ausgeschlossen haben. Der behandelnde Onkologe kümmert sich auch nicht richtig um meinen Vater, selbst die Vitamin- und Enzympräparate mussten wir selbst heraussuchen und bestellen. Ich wende mich an Sie, da ich fragen wollte, ob Sie mir jemanden empfehlen können, der uns weiterhelfen kann. Wir würden die Chemotherapie auch gern abbrechen, aber nur, wenn eine alternative Behandlung möglich wäre. Diese würden wir finanziell selbst tragen, jedoch nur, wenn eine Heilungschance besteht.

Bei aller Liebe zu einer biologischen Medizin sollten wir mit beiden Beinen auf dem Boden der Wirklichkeit bleiben. Ernsthafte Naturheilkundler sprechen im Bereich der Onkologie auch nicht von einer Alternativ-Medizin, sondern von einer Komplementär-Medizin, was deutlich macht, dass – wer nicht wundergläubig ist – die Chance in ergänzenden Maßnahmen sieht.

Vaters Onkologe hat ja sehr ehrlich die Grenzen der Chemotherapie aufgezeigt. Die Entscheidung „Wieweit will ich die unangenehmen Nebenwirkungen für eine mögliche, aber begrenzte, Linderung und vielleicht auch Verlängerung des Lebens (und des Leidens) hinnehmen?“ liegt immer allein beim Patienten.

Die Erfahrung lehrt, dass eine begleitende Therapie mit Mistelspritzen die Chemotherapie wirksamer und erträglicher macht. Es wäre aber unfair, sie als Alternative anzupreisen. Gerade am Rande so hoffnungsarmer Krankheiten tummeln sich viele Therapeuten, die viel versprechen, aber in erster Linie an den eigenen Umsatz denken. Mein wichtigster Rat heißt eigentlich: Hände gut auf den Taschen halten!

Auf meiner Homepage www.nam.de – von dort zu meinen Aufsätzen – finden Sie einen Aufsatz „Krebs – was nun, was tun?". Ich denke, er kann Ihnen Antwort auf die eine oder andere Frage geben.

Kuren, mehrere gemeinsam

Kann man mehrere Kuren gleichzeitig machen?

Es ist besser, verschiedene Kuren, die jeweils schon Zusammenstellungen mehrerer Mittel beinhalten, nacheinander durchzuführen. Da einige Mittel ja auch in mehreren Kurempfehlungen vorkommen, lassen sich bei geschickter Auswahl oft auch zwei Fliegen mit einer Klappe schlagen.

Im Gegensatz zu manchen Kurempfehlungen würde ich die verschiedenen Mittel einer Kur auch nicht als Drink mixen und trinken, sondern die Tabletten nacheinander im Munde zergehen lassen. Sie werden so schneller und besser resorbiert, so dass oft statt der empfohlenen 5 Tabletten auch 2 genügen.

Laboruntersuchung

Nach Dr. Schüßler sind alle 12 biochemischen Mittel „unerlässlich für den ordnungsgemäßen Ablauf aller Funktionen" (Seite 3 Ihrer Broschüre). Ich möchte aber gerne zuvor mein Blut untersuchen lassen, welche Mittel fehlen und zugeführt werden müssen und bitte Sie um Adressen von Therapeuten.

Richtig ist, dass die Salze der Funktionsmittel alle im Körper ausreichend vorhanden sein müssen. Eine therapeutische Ergänzung ist jedoch nur dann nötig, wenn das eine oder andere fehlt oder nicht ausreichend vorhanden ist.

Eine Laboruntersuchung des Blutes hilft nicht weiter, weil die Mineralien im Körper ja nicht vorwiegend im Blut sondern in jeweils eigenen Depots vorhanden sind. Zur Diagnostik hilft nur eine möglichst präzise Kenntnis der Mangelsymptome.

Lactose-Intoleranz

Ich verwende seit geraumer Zeit die homöopathischen Globuli anstatt der Tabletten, da ich keine Laktose vertrage. Bisher habe ich immer 5 Globuli für eine Tablette verwendet. Ich habe noch eine Frage bzgl. der Dosierung bei einer heißen Sieben: wenn ich nach der ‚normalen' Dosierung gehe müsste ich ja 50 Globuli pro Heißer Sieben verwenden. Das kommt mir aber ziemlich viel vor. Kann diese Mengenangabe stimmen, oder habe ich etwas übersehen?

Eine Lactose-Intoleranz ist im Gegensatz zu einer Allergie immer mengenabhängig. Es fehlt ein bestimmtes Enzym zur Verdauung der Lactose. Bei der normalen Dosierung (3 x tgl. 1 Tabl.) macht die Laktoseintoleranz in der Regel keine Probleme, so dass es nicht immer Globuli sein müssen.

Bei der „heißen Sieben" mit 10 Tabletten könnte sich die Laktoseintoleranz jedoch schon bemerkbar machen. Die Faustregel 3 – 5 Globuli = 1 Tabl. würde ja auch 30 Globuli ausreichen lassen.

Es muss beim Magnesium aber nicht immer die „heiße Sieben" sein. Die macht nur Sinn bei akuten Krämpfen der Hohlorgane (Gefäße, Darm, Magen, Leber- und Nierengänge). Ansonsten genügt auch beim Magnesium die normale Dosierung.

Lymphoedem

Ich habe seit ca. 9 Jahren ein Problem mit meinem linken Fuß (Lymphödem), bin aber erst 28 Jahre alt! Ich möchte gerne das Schüßler-Salz ausprobieren! Reicht es aus wenn ich die Nr. 10 einnehme oder kombiniert mit einem anderen Salz? Vielleicht kennen Sie betroffene Menschen bei denen das Lymphödem durch Schüßler-Salze weggegangen ist und können mir Tipps weiterleiten? Ich bin ab November auch in der Reha, vielleicht kann ich die Schüßler-Salze als weitere Therapie nutzen und an andere Patienten weiterempfehlen!

Wichtig ist vor allem, dass die Ursache des Lymphstaus gefunden wird: Schwangerschaft, Leber, Darm, Unterleib, Venen, Thrombose...? Sie sollten alles dran setzen, das zu klären.

Biochemisch würde ich zu den Nummern 8 (Natrium chloratum D6) und 4 (Kalium chloratum D6) raten, jeweils 3 x tgl. 1 Tabl. nacheinander im Munde zergehen lassen.

Magenbeschwerden nach Allergie

Zeit meines Lebens leide ich an Asthma mit mehreren Allergenen und bekomme dafür Cortison. Ich bin nicht mehr die Jüngste, aber nun machen mir doch mein Herz und der Magen sehr zu schaffen. Ich habe ständig saures Aufstoßen, der Arzt meint, es könnte Helicobacter pylori sein, und will den antibiotisch behandeln. Davor habe ich wegen meiner Allergie Angst.

Viele Ihrer Beschwerden hängen ja unmittelbar miteinander zusammen. Das Asthma ist eine allergische Erkrankung, und der klassische Allergiker ist in der Regel nicht nur gegen eine Substanz, sondern gegen viele allergisch. Da empfiehlt es sich, das Immunsystem zu stärken, damit der Körper angemessen auf Fremdstoffe reagieren kann. Biochemisch käme dafür die Nr. 3 (Ferrum phosphoricum D12) und die Nummer 21 (Zincum chloratum D12) in Frage.

Nun bekommen Sie aber Cortison, um das Immunsystem und dessen Abwehrreaktionen zu unterdrücken. Dagegen werden die beiden obigen biochemischen Mittel schwer ankommen.

Ein Asthma führt mit der Zeit auch zu einer Schwächung des Herzmuskels. Hier würde ich in erster Linie an die Nummer 5 (Kalium phosphoricum D6) denken.

Die Cortisontherapie führt auf Dauer zu einem Verlust an Mineralstoffen und damit auch zu einer Übersäuerung des ganzen Körpers, die sich vor allem am Magen bemerkbar macht. Ob der Helicobacter wirklich ausgerottet werden muss, oder ein unbedeutender Zufallsbefund ist, darüber kann man geteilter Meinung sein. Die Magenbeschwerden dürften mehr auf die Cortisontherapie und Übersäuerung zurückzuführen sein. Hier würde ich einmal einen Versuch mit einer Packung Neukönigsförder Mineraltabletten NE machen, eine umfassende Mineralmischung, die vor über dreißig Jahren aus einer Rezeptur von mir entstanden ist.

Magenschleimhaut

Mit großem Interesse habe ich den Artikel in der aktuellen Apotheken-Zeitung gelesen. Mit einer zusätzlichen Broschüre von meinem Apotheker habe ich mich weiter informiert. Dabei ist mir folgendes aufgefallen: Im Artikel der Apotheken-Zeitung steht unter Kalium chloratum (Nr. 4): „… und Magenschleimhaut“. In Ihrer Broschüre auf Seite 16 unten heißt es:

„Magenschleimhaut = Nr.3, Ferrum phosphoricum". Was ist denn nun richtig? Ich bitte um Aufklärung

Beides ist richtig. Nr. 3 kommt bei akuten Entzündungen jedweder Art in Frage, Nr. 4 ist für den Säure-Basen-Haushalt wichtig und kommt zudem bei länger dauernden Entzündungen in Frage. Es kommt bei einer Veröffentlichung immer ein wenig auf den Schwerpunkt an, den der Autor setzen möchte.

Mehrere Salze gleichzeitig

Habe mir und meiner Familie einige Schüßler-Salze herausgesucht. Komme allerdings auf mindestens 13 verschiedene Nummern in der Tagesdosis von 8 – 20 Stück. Kann ich eigentlich alle zusammennehmen? Vertragen sich die verschiedenen Nummern? Ich habe inzwischen zwei Bücher durchgearbeitet und könnte sogar streckenweise bis zu 18 verschiedene Nummern täglich nehmen. Ich wollte gerne mit allen eine 3-monatige Kur einleiten. Kann ich irgendetwas falsch machen?

Vom Prinzip her ist es ja richtig, dass Sie alle Funktionsmittel bzw. essenziellen Mineralstoffe ständig brauchen. Aber die sollten Sie mit der Nahrung und nicht per Tablette zuführen. Die biochemischen Tabletten sind gedacht, Störungen oder ein Ungleichgewicht in der Versorgung auszugleichen.

Wenn denn hier und dort Probleme erkennbar sind, müssen ja nicht alle zur gleichen Zeit in Angriff genommen werden. Wir halten mit Dr. Schüßler eine Beschränkung auf die wichtigsten 2 oder 3 Mittel für sinnvoll. Lieber nach 4 Wochen dann das nächste Problem angehen.

Wenn Sie verschiedene Salze zusammen nehmen, entsteht weder Schießpulver noch Rattengift, aber die Resorption einzelner Salze und damit die Wirkung werden gemindert. Und noch etwas: wenn Sie die Tabletten nacheinander im Munde zergehen lassen, wirken sie viel besser, so dass Sie nicht 8 – 10 Tabletten von einer Sorte brauchen, sondern in der Regel 3 x tgl. 1–2 Tabletten.

Menthol

Ich habe gelesen, dass Menthol die Wirkung homöopathischer Mittel aufhebt. Gilt das auch für Schüßler Salze? Gibt es noch andere Lebensmittel, die sich negativ auf die Wirkung der Schüßler Salze auswirken können?

Es gibt keinen wissenschaftlichen Beleg, dass Menthol die Wirkung von Homöopathika aufhebt, wohl aber Hinweise, dass die Wirkung gemindert wird. Das gilt vor allem für homöopathische Hochpotenzen, bei denen das Informationsprinzip im Vordergrund steht.

Die biochemischen Mittel wirken jedoch trotz der homöopathischen Aufbereitung stofflich. Da spielt Menthol keine sonderliche Rolle, dennoch würde ich die Tabletten nicht unmittelbar mit oder nach einem Eukalyptusbonbon lutschen.

Da Sie die biochemischen Tabletten nicht schlucken, sondern im Munde zergehen lassen, gibt es auch mit anderen Lebensmitteln keine Unverträglichkeiten.

Metalle im Mund

In einer Beschreibung der Schüßler-Salze habe ich gelesen, dass der Gebrauch von Metalllöffeln die Wirkung der Salze beeinträchtigt. Da habe ich eine Frage. Wie verhält das sich mit metallischen Teilen eines Gebisses?

Diese Empfehlung ist schon sehr alt und bezieht sich vor allem auf die „heiße Sieben“, bei der 10 Tabletten der Nr. 7 in heißem Wasser gelöst werden. Die Empfehlung stammt aus einer Zeit, in der noch kein Geschirr aus Edelmetallen oder eloxierten Metallen verwendet wurde. Bei den heute üblichen Bestecken können Sie die Empfehlung getrost vergessen.

Auch Zahnmetalle machen keine Probleme.

Meulengracht-Krankheit

Mein Mann leidet am angeborenen Morbus Meulengracht, hat viel Kopfschmerzen und eine totale Erschöpfung. Er ist aber beruflich so eingespannt, dass er nicht zum Arzt gehen kann. Vielleicht schiebt er das aber auch nur vor, weil er oft von Nervosität, Depressionen und Angstgefühlen geplagt wird. Und was ich auch immer auf den Tisch bringe, er klagt hinter-

her über Aufstoßen und Völlegefühl, kann eigentlich nichts vertragen. Ich würde ihm gerne die Nummer 6 und 10 geben, aber seine Leber darf ja nicht angeregt werden.

Die Meulengracht-Krankheit ist nicht nur angeboren, sondern ererbt, so dass mit einer vollständigen Heilung nicht zu rechnen ist. Das Wesen ist die Vermehrung des Gallenfarbstoffes, gelegentlich auch im Blut. Die von Ihnen geschilderten vielfältigen Beschwerden sind hingegen nicht so typisch, so dass sich die Frage stellt, ob nicht noch andere Faktoren da mitwirken.

Mich macht stutzig, dass Ihr Mann vor lauter beruflichem Stress nicht einmal einen sinnvollen Arzttermin wahrnehmen will. Ich denke schon, dass er hier ein bisschen umdenken müsste, wenn er Sie nicht zur frühen Witwe machen will.

Aus dem Bereich der Biochemie würde ich nicht so sehr an die Nummer 6 denken, sondern wegen der nervlichen Beteiligung an die Nummern 5 und 7, je 3 x tgl. 1 Tabl. im Munde zergehen lassen. Die Nummer 10 regt natürlich die Leber an. Warum meinen Sie, dass die auf keinen Fall angeregt werden sollte? Eine Förderung des Gallenflusses sollte den Bilirubinspiegel im Blut eigentlich senken.

Auf meiner Homepage www.nam.de, von dort zu meinen Aufsätzen, finden Sie in der Liste ziemlich weit unten einen Aufsatz „Im Schattendasein, die Bauchspeicheldrüse“. Dort finden Sie manchen nützlichen Hinweis, vor allem zur Frage der Ernährung.

Mineralstoffberater

Da ich selbst bei meiner Behandlung mit den Schüßler-Salzen sehr gute Erfahrungen gemacht habe, möchte ich dies gern weitergeben. Welchen Weg muss ich gehen, um mich zum Mineralstoffberater ausbilden zu lassen?

Den Beruf eines Mineralstoffberaters gibt es in Deutschland nicht. Natürlich können Sie jederzeit Ihren Nachbarn einen freundschaftlichen Rat erteilen. Machen Sie das jedoch beruflich, dann ist das „Ausübung der Heilkunde“, die Ärzten und Heilpraktikern vorbehalten ist.

Morbus Crohn

Da ich sehr unter Verdauungsstörungen leide, auch die Darmerkrankung Morbus Crohn habe, vor kurzer Zeit zum 2ten mal an einer Fistel operiert wurde, möchte ich Sie bitten, wenn möglich zu helfen. Unsere Apothekerin hat mir 2 Hefte von „Schüßlers Salze" gegeben und eine Packung mit der Nummer 7. Ich werde versuchen diese Präparate einzunehmen. Für die Schmerzen nehme ich folgende Medikamente: Oxygesic 10 mg alle 8 Stunden, zwischendurch Ibuflam 600 (1/2). Für die Verdauung als Abführmittel Dulcolax, das mir nicht mehr zu helfen scheint. Ich ersuche Sie, mir aus Ihren Salzen etwas vorzuschlagen, was mir helfen könnte. Auch leide ich an Schlafstörungen, wo ich die Oxazepam 50 einnehme. Unsere Apothekerin sagte, dass diese Salze sehr hilfreich sind. Ich bitte Sie um Hilfe und werde alles versuchen, mir mein Leiden zu lindern.

Oxygesic, Ibuflam, Dulcolax, Oxazepam ... das hält der gesündeste Darm auf Dauer nicht aus.

Eigentümlicherweise vermisse ich die klassischen schulmedizinischen Arzneien, die sonst beim Morbus Crohn eingesetzt werden. Ist denn die Diagnose gesichert?

Die obige Kombination erschlägt jeden biochemischen Versuch einer Besserung. Nicht nur das, die Medikamente heben sich teils auch gegenseitig auf. Oxygesic macht Verstopfung, Dulcolax soll sie wieder aufheben, reizt aber den Darm. Ibuflam betäubt rheumatische Schmerzen, erfreut aber gerade nicht den Darm, kann sogar Geschwüre erzeugen. Oxazepam ist ein Tranquilizer mit hohem Suchtpotenzial.

Die Nummer 7 ist vom Prinzip her richtig, um eine gewisse Krampflinderung zu bewirken. Eine wirkliche Besserungsmöglichkeit sehe ich nur, wenn Sie die Kraft und den Mut haben, eine geraume Weile auf die betäubenden Medikamente zu verzichten. Aber das wird sicher nur mit Hilfe eines Sie begleitenden Therapeuten gelingen.

Multiple Sklerose

Habe eine Frage wegen meiner Mutter. Sie hat multiple Sklerose, hat oft starke Schmerzen, aber vor allem, hat sie oft soooo schwere Beine, dass sie manchmal sehr schwer laufen kann, da sie das Gefühl hat, sie hätte Blei an den Füßen. Welches Schüßler Salz, könnten sie ihr empfehlen?

Mein Rat erfolgt mit der Einschränkung, dass Sie von der Biochemie keine unerfüllbaren Wunder erwarten. Die MS ist eine Krankheit, bei der die Nervenbahnen im Inneren der Wirbelsäule unwiederbringlich zerstört werden. Wenn man versuchen will, diesen Vorgang aufzuhalten, bietet sich die Nr. 5 (Kalium phosphoricum D6) an. Da der Zerstörungsprozess mit Entzündungsschüben einhergeht, würde ich ergänzend dazu die Nr. 3 (Ferrum phosphoricum D12) geben.

Da Ihre Mutter sicher ein paar Wochen von der Konfirmation entfernt ist, stellt sich auch die Frage nach der Kreislauf- und Herzfunktion. Wenn die Beine nicht nur „schwer“ sind, sondern auch geschwollen, könnte neben der Nummer 5 ein Herzmittel, z.B. vom Arzt Digitalis, hilfreich sein.

Nachbehandlung nach Strahlen- und Chemotherapie

Gibt es wissenschaftlich fundierte Literatur zur Nachbehandlung nach Krebs und Strahlen- und Chemotherapie, evt. auch als Alternative?

Zur biochemischen Nachbehandlung nach Chemo- und Strahlentherapie gibt es keine valide wissenschaftliche Literatur. Es kann sein, dass in einem der zahlreichen neuen Bücher zur Biochemie der eine oder andere Autor dahingehende Empfehlungen ausspricht. Ich denke aber, wir sollten mit beiden Beinen auf dem Boden bleiben.

Natürlich kann man auch in der Nachsorge biochemische Mittel mit allen ganz normalen Indikationen zur Besserung des Allgemeinbefindens anwenden, jedoch nicht in der Erwartung, es sei eine Art Alternative zur Schulmedizin.

Nagelpilz

Meine Mutter hat sich leider mit einem leichten Nagelpilz angesteckt. Gibt es ein Creme von Dr. Schüßler, die diese Erkrankung lindert?

Bei einem äußerlichen Pilz würde ich unabhängig von der Biochemie immer auch mit einem schulmedizinischen Antimykotikum pinseln oder salben. Ergänzend aus der Biochemie käme die Nummer 3 (Ferrum phosphoricum D12) als Tablette in Frage, um die körpereigenen Abwehrkräfte zu steigern.

Ist der Pilz bereits in den Nagel hineingewachsen, kann die Behandlung allerdings lange dauern, weil alles, was Sie medikamentös dort heranbringen wollen, ja nur von der Wurzel her in den Nagel nachwachsen kann.

Nahrungsergänzungsmittel

Ein Mitglied unseres Biochemischen Vereins verkauft in ihrem Lädchen Kausan-Lactose-Tabletten (freiverkäufliche Nahrungsergänzungsmittel) und möchte, dass wir eine Kaufempfehlung für dieses Präparat aussprechen. Die Etiketten weisen keine Potenzierung mehr auf, die Zusammensetzung besteht aus jeweils mehreren Mineralien. Hat dies noch etwas mit den Funktionsmitteln nach Dr. Schüßler zu tun? Ich bitte um Ihre Stellungnahme zu den Lactose-Tabletten.

Nein, das entspricht nicht der Schüßlerschen Biochemie. Um als Nahrungsergänzung ohne homöopathische Potenzierung wirksam zu sein, muss eine bestimmte Mindestdosierung in den Tabletten enthalten sein, die meines Wissens nicht gegeben ist. Homöopathisch aufbereitet wären sie apothekenpflichtig.

Narbennachbehandlung

Nach 4 Bandscheiben-OP's scheint mir das Narbengewebe jetzt sehr große Probleme bzw. Schmerzen zu bereiten. Nun habe ich gehört, dass Sie auch Schüßler-Salze als Salben anbieten. Aber welche muss ich denn nun für das Narbengewebe verwenden? Und welches Salz sollte ich einnehmen? Können Sie mir weiterhelfen

Da nicht ganz sicher ist, wie weit die Beschwerden von den lädierten Bandscheiben oder den OP-Narben herrühren, würde ich die Nummer 1 (Calcium fluoratum D12) und Nummer 11 (Silicea D12) versuchen.

Ich würde die Einnahme der Tabletten vorziehen, je 3 x tgl. 1 Tabl. auf der Zunge zergehen lassen. Bei der Salbe genügt die Nummer 1, die ja aber nur das oberflächliche Narbengewebe erreicht.

Nasennebenhöhlen

Ich habe große Probleme mit meinen Nasennebenhöhlen. Wenn ich hart auftrete schmerzt mir auf der rechten Seite der letzte und vorletzte obere Backenzahn. Ist dies vielleicht schon eine Kieferhöhlenentzündung? Was halten Sie von Schüßler-Salzen?

Ich halte sehr viel von den Schüßlersalzen, nicht ganz ohne Grund bin ich Vizepräsident des Biochemischen Bundes.

Bei dem geschilderten Schmerz kann es sich sowohl um eine reine Zahngeschichte handeln, in der Tat um eine Kieferhöhlenentzündung, schließlich aber auch um eine Trigeminusneuralgie. Das sollte schon abgeklärt werden.

In jedem Fall würde ich aber an die biochemische Nummer 3 (Ferrum phosphoricum D12) gegen alle Entzündungen denken. Weil sicherlich auch die Nerven beteiligt sind, ergänzend die Nummer 5 (Kalium phosphoricum D6).

Nasentropfen

Seit ca. 20 Jahren leide ich unter einer geschwollenen Nasenschleimhaut, welche ich leider nur durch Nasenspray bekämpfen kann. Alle andern Mittel, auch Globuli, haben leider nichts gebracht. Da ich um die Nebenwirkungen des Nasensprays weiß, möchte ich endlich davon loskommen um wieder richtig durchatmen zu können. Wie man richtig Luft durch die Nase bekommt kann ich mir schon gar nicht mehr vorstellen. Gleichzeitig leide ich unter einer sehr trockenen Nase mit Borkenbildung, aber sehr selten unter einem Schnupfen (was ich auf meine tägliche Vitamin-C-Zufuhr zurückführen will). Seit einiger Zeit wird meine Nase auch tagsüber nicht mehr frei, was aber nicht immer so ist. Ganz frei ist sie niemals, auch nicht mit Spray, eine Seite ist immer angeschwollen. Besteht bei mir eventuell eine Chance über Schüßler-Salze eine Linderung zu bekommen, und wenn ja welche Salze können sie mir empfehlen? Gibt es eventuelle Wechselwirkungen mit anderen Medikamenten (Alendronsäure gegen Osteoporose, Traubensilberkerze gegen Hitzewallungen, Betablocker?). Über eine Antwort von ihnen wäre ich sehr dankbar, da ich leider durch die immer gedrosselte Sauerstoffzufuhr eine Minderung meiner Lebensqualität feststelle.

Damit die Nasenschleimhäute zu ihren natürlichen Reaktionen zurück finden können, müssten Sie die Nasentropfen völlig absetzen, auch wenn es zunächst unerträglich scheint. Aus dem Biochemie-Programm würde ich die Nummer 8 (Natrium chloratum D6) empfehlen, 3 x tgl. 1 Tabl. im Munde zergehen lassen.

Traubensilberkerze ist in Ordnung, aber Betablocker und Alendronat mit 46 Jahren?

Neukönigsförder Mineraltabletten und Biochemie

Können Sie mir bitte freundlicher Weise Auskunft geben, in wieweit die Neukönigsförder Mineraltabletten (falls bekannt) mit den einzelnen 12 Mineralsalzen nach Dr. Schüßler zu vergleichen sind? Kann man von einer gleichen Wirkungsweise ausgehen? Macht es Sinn, alle 12 Salze in einem Komplex einzunehmen? Macht es Sinn zusätzlich zu den Mineraltabletten auch noch einzelne Schüßlersalze einzunehmen? Ich bin dankbar für alle Hinweise und alles was man mir darüber sagen kann.

Zu Ihrer Information, damit ich nicht in den Verdacht der Schleichwerbung komme: Ich bin Vizepräsident und Fachbeirat des BBD, und die Neukönigsförder Mineraltabletten sind vor gut 30 Jahren aus einer Rezeptur von mir entstanden.

Die Tabletten enthalten die essenziellen Mineralstoffe, so wie Schüßler es vor 130 Jahren wollte. Allerdings nicht homöopathisch aufbereitet, sondern in der Ursubstanz.

Grundsätzlich empfehlen wir in der Biochemie, verschiedene Salze nicht zusammen zu nehmen, da sich einige gegenseitig bei der Resorption stören können. In den Neukönigsförder Mineraltabletten ist dieses Problem dadurch gelöst, dass die Antagonisten in Vorgranulationen mit unterschiedlicher Zerfallszeit eingebracht sind, so dass sie in verschiedenen Darmabschnitten freigesetzt werden.

Bei sehr ausgeprägten Mängeln gebe ich bei meinen Patienten gerne für vier bis acht Wochen eine Packung Neukönigsförder Mineraltabletten, danach mache ich individuell mit Schüßlersalzen weiter.

Nebeneinander halte ich das nicht für sinnvoll, weil in den Neukönigsförder Mineraltabletten die Elemente in einer Mengenrelation angeboten werden, wie sie physiologischerweise im Blutserum vorhanden sein sollten. Weitere Mineralgaben würden dieses Gleichgewicht wieder stören.

Neurodermitis

Ich habe Neurodermitis und bin nicht sicher, welche Salze ich verwenden soll. Auch finde ich nichts dazu im Buch, und in der Apotheke werde ich verschieden beraten. Ich wäre froh, wenn Sie mir weiterhelfen könnten.

Ich setze voraus, dass die Diagnose richtig ist, denn unter der Flagge Neurodermitis segelt heute vieles, was ganz andere Ursachen hat. Biochemisch bei entzündlichen Hauterscheinungen die Nummer 3 (Ferrum phosphoricum D12). Zum Aufbau der Haut die Nummer 6 (Kalium sulfuricum D6). Da immer die Nerven mitbeteiligt sind – oder leiden – die Nummer 5 (Kalium phosphoricum D6).

Von jedem 3 x tgl. 1 Tabl. nacheinander auf der Zunge zergehen lassen.

Wenn es Anhaltspunkte für eine massive Mineralstörung gibt, habe ich gute Erfahrungen damit gemacht, zu Beginn der Therapie eine Packung Neukönigsförder Mineraltabletten NE, die vor gut dreißig Jahren aus einer Rezeptur von mir entstanden sind, zu verbrauchen, um die Mineraldepots des Körpers zunächst aufzufüllen. Eine OP enthält 200 Tabletten und kostet heute um die 14 Euro, also nicht alle Welt.

Nickelallergie

Ich leide an einer massiven Nickelallergie und musste schon meine Brille wechseln. Meine Jeans liegen nur noch im Schrank.

Bei der „Nickel-Allergie" handelt es sich in der Regel nicht um eine echte Allergie, sondern um eine Überempfindlichkeit in Form einer Kontaktdermatitis. Sie sind darum gut beraten, wenn Sie direkten Kontakt (Brillenrahmen, Jeansknöpfe, BH-Verschluss, sofern aus Nickel) meiden.

Solche Überempfindlichkeiten treten selten isoliert gegen nur einen Stoff auf, sondern meist in Verbindung mit vielen anderen. Das macht deutlich, dass nicht die spezifische Allergie gegen einen Stoff im Vordergrund steht, sondern die Tendenz, immer neue Überempfindlichkeiten zu entwickeln.

Wir sehen das als ein generalisiertes Problem der Immunkompetenz und würden aus dem Bereich der Biochemie zur Nummer 3 (Ferrum phosphoricum D12) und dem Ergänzungsmittel Nr. 21 (Zincum chloratum D6) raten. Die Normaldosis lautet je 3 x tgl. 1 Tabl. im Munde zergehen lassen.

Nierengefährdung

Dann habe ich noch eine spezielle Frage bezüglich des Salzes Nr. 4. Eine Niere meiner Mutter (86 Jahre) arbeitet nicht mehr zu 100%. Da sie nach einer Vollnarkose nun unter massiver Vergesslichkeit leidet, möchte ich ihr das Salz Nr. 4 über einen Zeitraum von 6 Wochen geben. Diese Einnahmeempfehlung habe ich aus einem Buch „Mineralstoffe nach Dr. Schüßler" entnommen. Laut meiner Schwägerin soll ein Arzt gesagt haben, dass Kalium die Nieren belaste. Nun bin ich verunsichert und hätte gern Ihre Meinung dazu gehört.

Es ist richtig, dass Kalium die Nieren gefährdet. Das gilt aber nur für die hochkonzentrierten Schulmedizinpräparate, wie Kalinor o.ä. Mit dem biochemischen Mittel gibt es keine Probleme.

Die Nummer 4 ist sicher nicht verkehrt, ich würde aber eher noch zur Nummer 5 (Kalium phosphoricum D6) raten.

Östrogen abgesetzt

Seit dem ich die Pille nicht mehr nehme, habe ich rapide ein schlechtes Hautbild bekommen, Pickeln und wie ich meine, auch plötzlich mehr Falten als vorher. Kann man durch Schüßlersalze etwas dagegen tun? Wenn ja, welche Salze sollte man einnehmen?

Gegen die Pickel würde ich die Nummer 3 (Ferrum phosphoricum D12) empfehlen.

Dass nach dem Weglassen der Östrogensubstitution mehr Falten entstehen, ist natürlich, denn Östrogen hat nicht nur die Aufgabe, fruchtbar zu machen, sondern der Fruchtbarkeit zu Liebe die Frau auch begehrenswert aussehen zu lassen. Mit dem Abfall des Östrogenspiegels fallen ein paar Fett- und Wasserpölsterchen unter der Haut weg. Hier wiederum kann die Nummer 11 (Silicea) hilfreich sein, weil Silicea das Bindegewebe festigt.

Ohrknorpel

Anamnese: 2004 Entnahme einer Gewebeprobe am rechten Außenohr. Dabei nicht nur Haut, sondern auch Knorpel eingeschnitten. Im Verlauf eines Jahres unbemerkt eine Entzündung der Knorpelteile mit Eiterung. 2006 operative Entfernung der entzündeten Knorpelteile und Eiterherde. Zustand heute: Entzündung (Schwellung, Druckschmerz und Sekret an der Wundnarbe – OP-Narbe an der Ohrrückseite) lässt erwarten, dass weiter Knorpel ausgeschält werden muss. Um den Heilungsprozess zu unterstützen und weitere Eingriffe zu vermeiden, suche ich nach einer entsprechenden Behandlungsmöglichkeit (äußerlich/innerlich). Antibiotika und Cortisonsalbe waren wirkungslos.

Solche Knorpelverletzungen neigen sehr stark dazu, sich immer weiter auszubreiten und immer wieder aufzuflackern.

Um die Widerstandskraft des Knorpelgewebes zu unterstützen, würde ich die Nummer 11 (Silicea D12) empfehlen, und gegen den akut entzündlichen Vorgang die Nummer 3 (Ferrum phosphoricum D12). Für beides gilt: 3 x tgl. 1 Tabl. im Munde zergehen lassen.

Osteochondrose

Ich beschäftige mich als Apothekerin sehr mit Osteochondrose (Knochen/Knorpeldegeneration) und frage mich, ob man etwas Ergänzendes in der Biochemie machen könnte. Haben Sie einen Tipp für mich?

Für alle degenerativen Veränderungen des kollagenen Bindegewebes, also auch die Osteochondrose, kommt die Nummer 11 (Silicea D12) in Frage. Das wird übrigens auch durch eine sehr gute Studie der Universität St. Diego bestätigt.

Ist der Prozess von Entzündungen begleitet, hilft die Nummer 3 (Ferrum phosphoricum D12).

Paraffin

Ich wäre dankbar, wenn Sie mir außer der DHU andere Hersteller von Schüssler-Salben nennen könnten, da die DHU für ihre Salben Paraffin als Trägersubstanz benutzt. In der Naturkosmetikherstellung benutzt heute niemand mehr diesen Stoff.

Die DHU hat vor gerade einem Jahr ihre Salbengrundlage auf Wunsch vieler Anwender geändert, um sie besser verwendbar zu machen.

Als nach dem Arzneimittelrecht zugelassenes homöopathisches Arzneimittel gibt es laut Apothekenverzeichnis daneben noch die Salben der Firma Bombastus in der Apotheke. Die enthalten Vaseline, was ebenfalls ein Paraffin ist.

Darüber hinaus sind im Internet oder auch bei einigen Biochemischen Vereinen die Coldcremes der Firma Strathmann erhältlich, die jedoch nicht homöopathisch potenziert sind. Sie wären dann automatisch apothekenpflichtig.

Die übliche Salbengrundlage nach dem Deutschen Arzneibuch ist Wollwachsalkoholsalbe, die wiederum zu über 90% Vaseline, also Paraffin, enthält. Paraffin oder Alkane ist der Sammelbegriff für alle Mineralölprodukte. Oft ist aus der deklarierten Bezeichnung nicht erkennbar, dass die verwendete Substanz dieser Gruppe angehört.

Alternativ kämen nur wenige Stoffe in Frage, die einigermaßen akzeptabel anwendbar sind. Bei allen hätte ich bei sehr kritischer gefahrenbezogener Betrachtung größere Bedenken als bei den millionenfach benutzten Salbengrundlagen des Arzneibuches – z.B. Schweineschmalz oder Erdnussbutter?

PEG-Sonde

Vielleicht können Sie mir bei folgendem Problem weiterhelfen: ich habe eine schwerstbehinderte Tochter, bei der ich inzw. Schüßler-Salze anwenden will. Durch Polypen in der Stirnhöhle kann der sich immer wieder bildende Schleim (er ist oft klar oder milchig) nicht abfließen, durch den Druck bekommt sie Anfälle, durch das ruckartige Kopfschütteln löst er sich dann. Ich habe letztes Jahr bereits Schüßler-Salze ausprobiert und hatte den Eindruck, dass sie helfen. Da meine Tochter während der Woche in einem Wohnheim wohnt und dort von einem Arzt behandelt wird, muss ich alles von diesem Arzt anordnen lassen. Meine Fragen also: in was für einer Menge gibt man täglich die Salze, wenn sie sondiert werden müssen (meine Tochter hat eine PEG-Sonde, weil sie alle Medikamente sondiert bekommt, weil sie die Schüßler-Salze ausspuckt). Was würden Sie für eine Kombination geben bei chronischer Stirnhöhlenentzündung, wüsste ich sie, dann könnte ich sie über den Arzt verordnen lassen.

Und soll man die Schüßler-Salze nüchtern sondieren? Und wenn ja, sollte man einen Zeitabstand zur Nahrung einhalten?

Wenn die biochemischen Tabletten per Sonde gegeben werden, würde ich die Dosis etwas erhöhen, weil ja die unmittelbare Resorption über die Mundschleimhaut nicht möglich ist.

Statt 3 x tgl. 1 Tablette würde ich jeweils 3 x tgl. 3 Tabletten geben. Die Tablettensonde würde ich – wenn möglich – nüchtern etwa 10 Minuten vor der Nahrung geben.

Für die Immunabwehr wegen der Nebenhöhlenentzündung kämen die Nummern 3 (Ferrum phosphoricum D12) und Nr. 21 (Zincum chloratum D6) in Frage.

Ich bin nicht so sicher, dass das Kopfschütteln wirklich gezielt der Schleimabsonderung dient, und nicht nervlich ausgelöst wird. Hierfür würde ich auch einmal einen Versuch mit der Nr. 5 (Kalium phosphoricum D6) machen.

Pferd mit Sommerekzem

Ich habe eine Frage: kann man die Schüßler-Salze auch bei Pferden anwenden? Mein Pferd hat ein Sommerekzem und Mauke, würde da ein Salz oder eine Creme sinnvoll sein?

Man kann Biochemie auch bei Pferden anwenden. Ich habe ein Buch zu dem Thema geschrieben: „Schüßler-Salze für mein Pferd“, erhältlich über den Cadmos-Verlag oder den „Weg zur Gesundheit“-Verlag.

Für das Sommerekzem würde ich auf jeden Fall die Nummer 6 (Kalium sulfuricum D3) anwenden. Fürs Pferd bitte D3 statt D6, und davon 2 x tgl. 3-5 Tabletten verabfolgen. Am besten in lauwarmem Wasser oder etwas Sirup aufgelöst mit einer ausgedienten Einwegspritze oder Wurmkur-Spritze hoch ins Maul geben.

Ebenfalls sollten Sie eine Futterumstellung erwägen, weniger junges Gras, weniger Hafer und Kraftfutter. Gehe ich richtig in der Annahme, dass es sich um ein Robustpferd handelt?

Die Mauke sollten Sie einige Tage mit einem guten Desinfektionsmittel behandeln, und für einen trockenen Auslauf sorgen. Biochemisch fügen Sie der obigen Gabe noch 3 Tabl. Nr. 3 (Ferrum phosphoricum D6 statt D12) zu und/oder reiben die Fesselbeuge mit der Salbe Nr. 3 ein.

Für das Ekzem würden Sie sich arm salben.

Pille

Wird durch ein Schüßlersalz die Wirkung der Pille gestoppt? Und das weiß man nur nicht?

Es gibt bestimmte Substanzen, die in eine so feste Verbindung eingehen (Chelate), dass sie im Stoffwechsel nicht mehr dissoziiert werden können, und dadurch unwirksam werden. Dazu gehören zum Beispiel Eisen und die Antibabypille. Nimmt man während der Pilleneinnahme ein hoch(!)dosiertes Eisenpräparat, kann das in der Tat die Sicherheit der Pille mindern.

Die Schüßlersalze sind homöopathisch potenziert. Mit dem klassischen Entzündungsmittel Nr. 3 (Ferrum phosphoricum D12) bekommen Sie Eisen in einer Konzentration an 12. Stelle hinter dem Komma zugeführt. Das reicht, um die Immunkompetenz anzuregen, nicht aber, um die Pille unwirksam zu machen. Jedoch umgekehrt: diese kleine Eisenmenge wird durch die Pille gebunden und damit weitgehend unwirksam.

Pilz im Intimbereich

Ich nehme regelmäßig Schüßler-Salze für alle meine gesundheitlichen Probleme, habe aber immer wieder mit Silicea Nr. 11 Probleme, habe dann immer Pilzbefall im Intimbereich. Habe noch in keinem Buch etwas über Nebenwirkungen oder Unverträglichkeit gefunden. Vielleicht könnte mir jemand – ohne Kosten – sagen, ob das Zufall ist oder tatsächlich sein kann.

Das kann nur Zufall sein. Es ist ganz ausgeschlossen, dass eine biochemische Tablette – geschluckt oder gelutscht – eine Pilzinfektion im Genitalbereich hervorruft oder auch nur aktiviert.

Es sollte sicher gestellt sein, dass die Diagnose auch richtig ist. Gerade mit Pilzinfektionen spielt sich derzeit viel Spekulatives ab.

Handelt es sich wirklich um eine Pilzinfektion, ist zu klären, ob auch der Darm befallen ist, weil es von dort immer wieder eine Übertragung geben kann. Und natürlich muss auch der Partner behandelt werden, weil es nach dem „Pingpong-Prinzip" sonst nach jeder Behandlung zur Neu-Infektion kommt.

Polio myelitis

In der Zeitschrift FÜR SIE, im Extra-Blatt September 2005, las ich über die Schüßler-Salze. Ich erkrankte 1957 an Polio, habe heute mit dem Postpoliosyndrom so meine Probleme – Müdigkeit, Kraftlosigkeit, Rücken- und Gelenkschmerzen. Es klingt sehr interessant, was ich da in der Zeitschrift las. Ob die Salze auch mir helfen könnten? Können Sie mir Therapeuten in meiner Nähe nennen? Ich las, dass Sie auch kostenfreie Informationsbroschüren zur Verfügung stellen. Ich würde mich sehr freuen, Näheres von Ihnen zu erfahren.

Es lässt sich natürlich nicht sicher sagen, wieweit die geschilderten Beschwerden auf die alte Polio zurückzuführen sind. Losgelöst davon würde ich Ihnen einen Versuch mit der Nummer 5 (Kalium phosphoricum D6) und der Nummer 11 (Silicea D12) empfehlen.

Unsere Geschäftsstelle in Dormagen schickt Ihnen eine Info-Broschüre und ein Verzeichnis der Therapeuten, die auch mit Biochemie arbeiten.

Polyneuropathie

Ich leide unter Polyneuropathie in den Füßen. Meine Frage: kann ich durch Schüßler-Salze Linderung bekommen? Der Wirkstoff Gabapentin hat keinen Erfolg erbracht.

Es kommt natürlich nicht unwesentlich auf die Ursache der Polyneuropathie an. Meist tritt sie im Gefolge von Durchblutungsstörungen oder eines fortgeschrittenen Diabetes auf. Natürlich muss dann alles daran gesetzt werden, die Zuckerkrankheit besser einzustellen.

Beim Gabapentin handelt es sich um ein Mittel gegen Epilepsie und um ein Schmerzmittel, was natürlich keine kausale Behandlung ist.

Biochemisch würde ich zu einem Versuch mit der Nummer 5 (Kalium phosphoricum D6) und der Nummer 7 (Magnesium phosphoricum D6) raten. Von beiden 3 x tgl. 1 Tabl. im Munde zergehen lassen.

Preisunterschiede

Beim Vergleich der Preise für die Salze fällt auf, dass es erhebliche Unterschiede gibt. Ist dieses etwa auf unterschiedliche Qualitäten zurückzuführen? Welche Möglichkeiten habe ich zur Prüfung der Qualität?

Alle biochemischen Mittel der Firmen DHU, Pflüger, ISO, Nestmann, Reckeweg und Bombastus, die Sie in der Apotheke kaufen können, werden nach den gleichen Regeln des Homöopathischen Arzneibuches hergestellt und weisen keine (zumindest nennenswerten) Qualitätsunterschiede auf.

Die Preisunterschiede sind bei den Normalpackungen auch minimal und schlagen erst bei den Großpackungen zu Buche. Da entstehen sie aber ausschließlich durch marketingbedingte Kalkulationsüberlegungen.

Alles, was Sie außerhalb der Apotheke, z.B. im Internet oder Ausland, kaufen können, entspricht nicht den Schüßlerschen Herstellungsregeln, weil es dann per Gesetz apothekenpflichtig wäre. Oder es ist illegal am Markt.

Privatkrankenkasse

Meine Zusatzkasse (Debeka) lehnt die Erstattung der Kosten für die Schüßler-Salze mit dem Hinweis ab: „Gemäß Tarif gelten Geheimmittel, Nähr-, Stärkungs- und Entfettungsmittel, kosmetische Mittel, Mineralwässer und Badezusätze nicht als Arzneimittel, so dass der Tarif hierfür keine Leistungen vorsieht. Zu den Nähr- und Stärkungsmitteln zählen unter anderem auch Vitamin-, Mineralstoff- und Spurenelementpräparate. (Schüßler-Salz).“ Ich bitte um eine Stellungnahme, ob die Einschätzung der Kasse korrekt ist, dass es sich bei den Schüßler-Salzen um ein Nähr- und Stärkungsmittel im Sinne der oben angegebenen Begründung handelt. Falls Sie mir in dieser Angelegenheit nicht weiterhelfen können, bitte ich um Angabe von Adressen, wo ich die gewünschten Informationen erhalten kann.

Bei den biochemischen Mitteln nach Dr. Schüßler handelt es sich nicht um Nahrungsergänzungen, Stärkungs- oder Nährmittel, sondern um homöopathische Arzneimittel, die nach dem Arzneimittelgesetz ordnungsgemäß registriert sind. Da sie verschreibungsfrei sind, werden sie von den gesetzlichen Krankenkassen nicht mehr bezahlt. Ob Ihre Zusatzkasse diese Mittel erstattet, hängt von der Gestaltung des Tarifes ab. Die zitierte Begründung rechtfertigt jedenfalls keine Ablehnung.

Privatkasse bezahlt nicht

Meine Privatkasse bezahlt seit 2006 keine DHU Schüßler-Salze mehr mit der Begründung, es handele sich hierbei zwar um homöopathische Verreibungen, sie würden aber nicht im Sinne der homöopathischen Ähnlichkeitsregel, sondern nach Schüßlers eigener Regel eingesetzt. Daher handele es sich nicht um homöopathische Arzneimittel. Auf den DHU-Packungen steht aber aufgedruckt: Homöopathisches Arzneimittel. Gerne würde ich weiterhin DHU Schüßler-Salze einnehmen, kann mir dies aber nicht leisten, wenn ich sie voll aus eigener Tasche bezahlen muss. Vielleicht könnten Sie mir als Laien Argumente an die Hand geben, mit denen ich meine Krankenkasse (eventuell) wieder umstimmen kann. Ich nehme an, dass dies auch in Ihrem Interesse liegen dürfte, wenn hier eine klare Einordnung erreicht werden kann. Wäre Ihnen auch dankbar, wenn Sie mir mitteilen könnten, ob Ihrer Kenntnis nach auch andere (Privat)Krankenkassen obige Begründung zur Ablehnung der Kostenübernahme verwenden.

Es ist das erste Mal, dass uns diese Argumentation einer Kasse begegnet. Sie ist ja auch nicht einmal ganz verkehrt, wie bei Schüßler selbst nachzulesen ist. Ob das aber für eine Ablehnung der Kosten reicht, dürfte weniger von Schüßlers Argumentation abhängen, als vielmehr vom Wortlaut Ihres Versicherungsvertrages.

Richtig ist, dass die Biochemischen Mittel als homöopathisches Arzneimittel mit Registrierung entsprechend dem Arzneimittelgesetz rechtens im Verkehr sind. Entscheidend für die Frage, ob Ihre Verordnung erstattungsfähig ist, sollte nicht die Idee des Begründers einer Therapierichtung sein, sondern die Idee und Zielsetzung Ihres Verordners, der ja sehr wohl homöopathische Vorstellungen haben konnte, aber nicht die etwas teureren Homöopathika in roter Verpackung, sondern die etwas preiswertere Biochemiereihe in blauer Verpackung gewählt hat. Die Herstellung ist die gleiche.

Um das Prinzip der Biochemie sollten Sie nicht mit Ihrer Kasse streiten, wohl aber um die Frage, ob die Ausschließungsklausel Ihres Versicherungsvertrages eine solche Argumentation hergibt.

Was den Preis anbelangt: bei einer normalen Dosierung von 3 x tgl. 1-2 Tabletten und gezielter Auswahl der nötigen Salze liegt die Biochemie mit 3,80 Euro pro OP immer noch weit unter der Zuzahlung einer jeden anderen Therapie.

Prostatakrebs

Was kann mein Mann zur Unterstützung oder Ergänzung der Behandlung seines Prostatakrebses tun?

Sie fragen sehr richtig „zur Unterstützung oder Ergänzung …“, denn natürlich möchte ich nicht die Hoffnung wecken, die biochemischen Salze könnten Wunder tun.

Alle naturheilkundliche Ergänzung einer Krebstherapie fängt bei der Kräftigung des Immunsystems an. Und da kommen vor allem die Salze Nr. 2 (Calcium phosphoricum D6), Nr. 3 (Ferrum phosphoricum D12) und Nr. 21 (Zincum chloratum D6) in Frage.

Ansonsten stellt sich natürlich die Frage, welche Beschwerden für Ihren Mann aus der Erkrankung oder der ärztlichen Therapie entstehen.

In den meisten Fällen wächst ein Prostatakarzinom relativ langsam, gerade bei älteren Männern. In vielen Fällen kann man guter Hoffnung davon ausgehen, dass es so langsam wächst, dass es einem zu Lebzeiten gar keine nennenswerten Probleme macht. Viele ältere Männer haben Prostatakrebs und wissen überhaupt nichts davon – und das ist auch gut so. Ich würde also die Frage der operativen oder hormonellen Therapie auch ein wenig vom Alter abhängig machen.

Psychopharmaka

Seit einiger Zeit wende ich erfolgreich biochemische Funktionsmittel an. Mir sind einige Menschen bekannt, denen ich diese Mittel gerne empfehlen würde, aber diese müssen leider Psychopharmaka einnehmen. Hier sind v.a. Neuroleptika gemeint. Die widerwärtigste Nebenwirkung ist leider eine Gewichtszunahme! Nun die Frage: wirken die Funktionsmittel nach Dr. Schüßler noch bei Psychopharmaka-Einnahme? Mir ist bekannt, dass man „zweigleisig“ fahren muss und die Psychopillen nicht einfach absetzen kann; aber ist es möglich, dass mittels der Schüßlersalze die Psychomittel langsam reduziert und irgendwann ausgeschlichen werden können?

Man kann Psychopharmaka und biochemische Mittel zur gleichen Zeit anwenden. Man kann sogar die nervliche Ausgangssituation so weit bessern, dass ein Abbau der Psychopharmaka möglich ist. Dazu bedarf es jedoch der Begleitung durch einen erfahrenen Therapeuten und eines liebenden Angehörigen, damit der Weg durch das Tal der Entzugserscheinungen erträglich wird.

Bei allen psychischen und nervlichen Problemen würde ich immer an die Nr. 5 (Kalium phosphoricum D6) denken. Schauen Sie dazu doch auch einmal auf meine Homepage www.nam.de und von dort zu meinen Aufsätzen. Da finden Sie einen Artikel zum Thema „Depression, die erfundene Diagnose".

Raucherentwöhnung

Was kann ich zur Raucherentwöhnung tun?

In erster Linie ist das Bemühen um Raucherentwöhnung natürlich eine Willensfrage. Der Betreffende muss es auch wirklich wollen. Er darf sich nicht einreden, wie entsagungsvoll sein Leben nun ist, sondern muss lächelnd auf die hilflosen abhängigen Raucher blicken, die es – im Gegensatz zu ihm selbst – nicht geschafft haben.

Das Hauptproblem ist nicht der Wegfall des Nikotins, sondern die Nervosität durch das fehlende Ritual in bestimmten Situationen, die Frage, wohin mit den Händen . . .

Die Stabilität der Nerven und deren Ruhepotenzial werden durch die Nummer 5 (Kalium phosphoricum D6) gestärkt. Die Tablette wirkt am besten, wenn sie nicht geschluckt wird, sondern auf der Zunge zergeht.

Immer dann, wenn der (hoffentlich bald) Ex-Raucher zur Zigarette greifen möchte, soll er eine Tablette Nr. 5 im Munde zergehen lassen. Das hat zudem einen unmittelbaren psychologischen Verhinderungseffekt.

Reflux

Woher weiß ich, welches Mineral ich für Reflux nehmen kann? Hilft es überhaupt gegen die Säurebildung?

Gegen die Säurebildung haben wir gute Erfahrungen mit der Nummer 9 (Natrium phosphoricum D6). Für den damit verbundenen Reflux würde ich in erster Linie an die Nummer 5 (Kalium phosphoricum D6) denken. Von beiden 3 x tgl. 1 Tabl. im Munde zergehen lassen.

Reizdarm

Gibt es auch biochemische Mittel gegen Reizdarm? Habe das Problem auch schon mit meinem Arzt besprochen, aber so richtig helfen kann oder will er mir nicht. Vielleicht denkt er, dass ich mir das alles nur einbilde. Ich habe den ganzen Tag über immer ein Völlegefühl und teils auch Blähungen. Mir ist oft übel. Können sie mir ein Mittel empfehlen? Können Schüßler-Salze da auch helfen?

Hinter der Diagnose „Reizdarm" kann sich unendlich viel verstecken. Darum ist es schwer, hier präzise zu raten. Sie sollten allemal einen Versuch mit der Nummer 7 (Magnesium phosphoricum D6) machen, damit die Krämpfe des Darmes nachlassen.

Wie Sie die Beschwerden kurz schildern, würde ich in erster Linie an die Bauchspeicheldrüse als Verursacher denken. Gehen Sie doch einmal über meine Homepage www.nam.de und von dort zu meinen Aufsätzen. Sie finden dort einen Artikel über die Bauchspeicheldrüse. Vielleicht kann das ein bisschen helfen.

Rest-less-legs-Syndrom

Ich habe gelesen, dass die Nr. 21 auch gegen Restlesslegs-Syndrom helfen kann (unruhige Beine), kann aber in keinem Buch nachlesen, wie viel ich davon und wie lange ich das einnehmen kann. Können sie mir helfen?

Ich würde beim Rest-less-legs-Syndrom eher an eine Kombination der Nummern 5 (Kalium phosphoricum D6) und 7 (Magnesium phosphoricum D6) denken. Aber der Autor, der die Nummer 21 empfiehlt, wird damit sicher Erfahrungen gesammelt haben. Für alle drei Mittel gilt: jeweils nacheinander 3 x tgl. 1 Tablette im Munde zergehen lassen.

Rheuma

Seit über 15 Jahren leide ich an Rheuma (chronische Polyarthritis). Ich habe mir vor kurzem die Broschüre Dr. Schüßler-Salze „Die 12 Salze des Lebens" mitgenommen. Leider weiß ich nicht, welche Salze für meine Erkrankung am besten geeignet sind. Können Sie mitteilen, welche Schüßler Salze für meine Erkrankung am besten geeignet sind?

Bei einer pcP im frühen Stadium konnten mit Schüßlersalzen sogar Heilungen erreicht werden. Nach 15 Jahren dürfte es aber schwer heilen. Sie sollten davon ausgehen, dass Sie mit der Biochemie allenfalls Linderung erreichen können, aber auch die Nebenwirkungen der schulmedizinischen Arzneien, die Sie sicher nehmen, mildern können.

Gegen die Entzündungen würde ich die Nummer 3 (Ferrum phosphoricum D12) empfehlen, zur besseren Struktur des Bindegewebes die Nummer 11 (Silicea D12). Zur Stabilisierung der Nerven und damit Schmerzminderung die Nr. 5 (Kalium phosphoricum D6) und evt. wegen der Autoimmunkrankheit die Nummer 21 (Zincum chloratum D6).

Sie müssen nicht alle Tabletten ständig nehmen, sondern können beliebig kombinieren. Von denen, die Sie gerade nehmen, bitte jeweils 3 x tgl. 1 Tabl. nacheinander im Munde zergehen lassen.

Rheumakur

Ich mache zur Zeit die Rheumakur mit 6 Salzen, die in Wasser aufgelöst über den Tag getrunken werden sollen. Da sich die Tabletten aber gar nicht vollständig auflösen, frage ich mich, ob ich nicht auch denselben Effekt habe, wenn ich jeweils 6 Tabletten zusammen auf der Zunge zergehen lasse.

Wir empfehlen grundsätzlich, die Tabletten im Munde zergehen zu lassen, weil dadurch der lange Weg über Magen, Darm und Leber, auf dem schon vieles verbraucht wird, vermieden wird. Die Erfahrung zeigt, dass 1 Tablette, auf diese Weise genommen, die gleiche Wirkung hat, wie 3 Tabletten geschluckt, also auch in Wasser gelöst geschluckt. Es sollte also genügen, wenn Sie die entsprechend reduzierte Dosis im Munde zergehen lassen, verschiedene Salze besser nacheinander.

Rosacea

Von einer Kundin unserer Apotheke wurde ich nach einer Salbe gegen Rosacea befragt, gibt es da etwas, was man aus der Schüßler-Reihe empfehlen kann?

Bei der Rosacea wissen wir über die Ursache nicht viel. Man geht davon aus, dass es sich um eine Störung der Gefäße und Gefäßnerven handelt, hinzu kommen dann entzündliche Pusteln und Papeln.

Ich würde das Problem weniger mit einer Salbe sondern von innen her angehen wollen. Eine Heilung ist nicht zu erwarten, wohl aber kann man lindern.

Stehen entzündliche Erscheinungen im Vordergrund, kommt in erster Linie die Nummer 3 (Ferrum phosphoricum D12) in Betracht. Die zu Grunde liegenden Gefäßerweiterungen würde ich mit der Nummer 11 (Silicea D12) für das Bindegewebe und der Nummer 5 (Kalium phosphoricum D6) für die Gefäßnerven angehen.

Für alle Salze gilt: 3 x tgl. 1 Tablette im Munde zergehen lassen.

Natürlich kann man beides auch ergänzend als Salbe anwenden, die Hauptwirkung dürfte aber durch die Tabletten zu erzielen sein.

Salbe Nr. 1

Warum gibt es die Coldcreme Nr. 1 nicht mehr?

Die Coldcremes sind nicht als Arzneimittel sondern als Kosmetika am Markt. Bei kosmetischen Mitteln ist die Nr. 1 verboten, weil Fluor nur in Zahnpflegemitteln enthalten sein darf. Aber die Salbe Nr. 1 der DHU ist nach wie vor in der Apotheke zu haben.

Salben mischen

Zu Salben habe ich folgende Frage: Tabletten kann man bis max. 4 verschiede kombinieren. Bei den Salben sollte man das nicht, obwohl ich das manchmal ganz praktisch fände (z.B. 1 + 11 nach der Sauna). Warum sollte man die Mischung meiden?

Es gibt bei den Schüßlersalzen Antagonisten, die sich gegenseitig bei der Resorption stören. Wenn Sie die Tabletten nacheinander (!) im Munde zergehen lassen, stellt sich dieses Problem nicht, bei einer gemischten Salbe aber wohl. Zur Beruhigung: eine solche Mischung wird weder zu Sprengstoff noch völlig unwirksam, es kann aber zu einer kleinen Wirkungsabschwächung kommen.

Salben und Haltbarkeit

In der Gebrauchsinformation der Salben steht „die Salbe ist nach Öffnung der Tube 6 Monate haltbar", ausser bei der Nr. 2, Nr. 6 und Nr. 12, dort steht „12 Monate haltbar". Worauf bezieht sich dieser Unterschied? Und wie sehen Sie die Situation mit den Gels?

Grundsätzlich ist die Frage ob Gel, Salbe oder Creme für die Wirkung ohne Belang. Entscheidend ist die Qualität der Herstellung und – wenn es unter der Flagge Schüßler segelt – ob es homöopathisch potenziert ist.

Zur Haltbarkeitsdauer eines Produktes kann im Einzelfall nur der Hersteller Auskunft geben. Die Angabe hängt nicht so sehr von der wirklichen Haltbarkeit ab, sondern vom Zulassungsbescheid, der eine Angabe für den Zeitraum vorschreibt, für den die Haltbarkeit auch durch Kontrollen nachgewiesen wurde. Das ist oft aus Zeitgründen im Zulassungsverfahren ein kurzer Zeitraum. Wollte ich die Haltbarkeit für sieben Jahre garantieren, käme das Produkt auch erst nach sieben Jahren auf den Markt.

Sarkoidose

Gibt es eine unterstützende Therapie der Sarkoidose mit Schüßler-Salzen (Lunge betroffen – chronische Form)? Therapie mit Kortison wird zur Zeit durchgeführt.

Eine Kortisonbehandlung wird in der Regel nur bei einer akuten Beteiligung der Lunge eingesetzt. Während einer solchen Behandlung macht jede Therapie, die das eigene Immunsystem stärken oder modulieren soll, wenig Sinn, weil Kortison ja Immunreaktionen unterdrückt.

Bei der chronischen Form der Sarkoidose spielt eine Vermehrung und Qualitätsminderung des Bindegewebes, vielleicht auch eine Umwandlung bestimmter Zellarten im Bindegewebe, eine Rolle. Das Biochemische Mittel Silicea (Nr. 11) ist für die Matrix, nach der der Körper Bindegewebe herstellt, unerlässlich. Ich kann mir vorstellen, dass mit Silicea eine unterstützende Behandlung Sinn macht.

Der guten Ordnung halber: darüber gibt es weder Studien noch wissenschaftliche Erkenntnisse, so dass die Betonung auf „unterstützend" liegt.

Säuglinge

Zunächst ein großes Lob für Ihre Homepage, sie ist sehr informativ. Allerdings wurde eine Frage von mir nicht eindeutig beantwortet: Sind die Schüßler-Salze auch für Säuglinge geeignet? Ab welchem Alter (Lebensmonat) kann man Kindern Schüßler-Salze geben?

Sie können die biochemischen Salze auch Säuglingen geben. Standarddosierung: 3 x tgl. 1 Tablette im Fläschchen aufgelöst. Wenn es um die Stärkung der Immunabwehr geht, macht es Sinn, der stillenden Mutter auch die Nummer 3 (Ferrum phosphoricum D12) zu geben.

Schlafmittel

Vor einiger Zeit habe ich in einem meiner Schüßler-Bücher eine gute Durchschlafkombination gefunden: in einem heißen Glas Wasser jeweils 10 Tabletten von der Nr. 2, 7 und 11 auflösen und so warm wie möglich trinken. Das habe ich ein paar Mal gemacht und der Erfolg war verblüffend. Einige Zeit war meine Mutter zu Besuch, und da sie immer sehr schlecht schläft, habe ich ihr auch dieses Rezept verabreicht. Sie sagte mir am anderen Morgen, dass sie sehr schlecht geschlafen habe und die ganze Nacht von schlimmem Juckreiz gequält worden sei. Zuerst habe ich es auf etwas anderes zurückgeführt, ich hatte an diesem Abend jedoch auch mal wieder diese Mischung zu mir genommen und hatte das gleiche Phänomen. Gestern Abend – ca. 3 Wochen danach – habe ich mir wieder mal diese Mischung gemacht. Ich habe sehr schlecht geschlafen und wurde ebenfalls von Juckreiz am ganzen Körper gequält. Woran liegt das?

Da es einmal geklappt hat, danach aber nicht wieder, kann das also nicht die ganz richtige Kombination gewesen sein.

Je 10 Tabletten 2, 7 und 11 macht dreißig Tabletten in einem Glas Wasser. Das ist schon eine mächtige Milchzuckermenge. Die Salze sind ja in Milchzucker potenziert. Das kann erhebliche Beschwerden, vor allem auch im Verdauungstrakt und auf der Haut, bereiten. Möglicherweise liegt bei Ihnen familiär auch eine Lactose(Milchzucker)-Intoleranz vor.

Wir empfehlen auch eher, die Schüßlersalze mit 3 x tgl. 1-2 Tabletten zu dosieren, und die nicht geschluckt oder getrunken, sondern auf der Zunge zergehen lassen. Das dann zur dauerhaften Besserung über einige Wochen hindurch.

Für Schlafprobleme würde ich in erster Linie die Nummer 5 (Kalium phosphoricum) und die Nummer 7 (Magnesium phosphoricum) empfehlen.

Schulterarthrose

Mein Mann hat sehr große Schmerzen an beiden Schultern. Verschiedene Orthopäden raten ihm zur Operation an beiden Schultern, weil absolut kein Knorpel mehr vorhanden ist. Ich möchte Sie gern fragen, ob es homöopathisch oder biochemisch möglich ist, dass sich wieder Knorpel anreichert. Reibungspunkte sind ja da, also Wunden. Da der Körper aber auch bemüht ist, die Wunden zu heilen, könnte sich doch eine Art Ersatzknorpel bilden? Meine Freundin meinte, Natrium muriaticum (?). Ich finde es aber nicht in den Büchern.

Natrium muriaticum ist die altertümliche Bezeichnung für Natrium chloratum, noch moderner Natriumchlorid, die Nummer 8 in der Biochemie.

Die Diagnose, es sei kein Knorpel mehr in den Schultern, scheint mir allerdings sehr seltsam zu sein. Wenn sie denn wirklich stimmt, kann auch keine Regeneration mehr erfolgen, weil das immer eine Restknorpelschicht voraussetzt. Angesichts der Zweifel an der Diagnose würde ich schon einen Versuch mit der Nummer 11 (Silicea D12) für 8 Wochen für sinnvoll halten.

Ergänzend kämen neuraltherapeutische Injektionen in die Schultergelenke in Frage. Aber dazu müsste man mehr über das tatsächliche Krankenbild wissen.

Schulterschmerz

Ich habe von den Erfolgen der Schüßler Salze und der Salben gehört und würde gerne wissen, welche Salze bzw. Salben Sie für Schmerzen in der Schulter (beginnende Arthrose) vorschlagen würden.

In den meisten Fällen des Schulterschmerzes handelt es sich um eine Reizung der Gelenkkapsel. Aber wie auch immer, es kommt aus dem Bereich der Biochemie die Nummer 11 (Silicea D12) in Frage. Ist auch eine akute Entzündung vorhanden ebenso die Nummer 3 (Ferrum phosphoricum D12).

Jeweils 3 x tgl. 1 Tabl. im Munde zergehen lassen.

Schauen Sie zu dem Thema auch einmal zu meinem Aufsatz über das Schulter-Arm-Syndrom ins Internet: www.nam.de, von dort zu meinen Aufsätzen.

Schuppenflechte

Seit Jahren leide ich an einer schrecklichen Schuppenflechte. Alle Therapien bringen keinen Erfolg. Ich kann mir finanziell auch keine weiteren Behandlungen mehr leisten, habe oft das Gefühl, dass es den Behandlern nur um das Geld geht.

Inzwischen ertrage ich das ganze nur noch mit starken Antidepressiva.

Zunächst muss man zur Kenntnis nehmen, dass die echte Schuppenflechte eine nicht heilbare Erbkrankheit ist, die abhängig von vielerlei Faktoren „mal kaum zu merken ist", „mal heftig blüht". Ein Patient, der mit einer so hartnäckigen Störung geschlagen ist, ist für viele Therapeuten ein dankbares Ausbeutungsobjekt. Darum lautet mein erster Rat: Bei jeder Empfehlung gut die Hände auf den Taschen halten.

Eine preiswertere Therapie als die Biochemie werden Sie schwerlich finden. Eine Packung mit 80 Tabletten kostet etwas über drei Euro, 200 Tabletten – und die werden Sie sicher brauchen – etwas über sieben Euro.

Mit Kalium sulfuricum (Nr. 6) liegen Sie genau richtig. Es genügt, wenn Sie 3 x tgl. 1 Tabl. auf der Zunge zergehen lassen.

Wenn aus den bisherigen offenbar ziemlich massiven Therapieversuchen mit erheblichen Mineralmängeln zu rechnen ist, würde ich es auch für sinnvoll halten, wenn Sie zu Beginn für zwei Monate eine umfangreiche Mineralmischung einnehmen. Die Neukönigsförder Mineraltabletten NE (200 Tabl. 14 Euro) sind für solche massiven Mängel vor über dreißig Jahren von mir entwickelt worden.

Sie berichten, dass Sie – verständlich – durch die Hautprobleme inzwischen unter Depressionen leiden. Dennoch sollten Sie versuchen, g.F. in Absprache mit Ihrem Arzt, ohne Psychopharmaka auszukommen, weil diese bei längerem Gebrauch, Ihre eigene Fähigkeit, mit den Hautproblemen zu leben, immer weiter mindern.

Schuppenflechte?

Hallo, wollte mal nachfragen, welches Präparat ich meiner fast 13jährigen Tochter geben könnte, sie hat seit ca. 4 Wochen eine Schuppenflechte auf dem Kopf. Anfänglich war es nur 1 Pickel so sah es auf jeden Fall aus, in den letzten 4 Wochen hat es sich verschlimmert und aus dem Pickel ist eine fast faustgroße Fläche mit Schuppenflechte geworden (lt. Aussage des Hautarztes). Die Haare gehen ihr aus und es sieht nicht schön aus.

Bei Ihrer Schilderung kommen mir ein wenig Zweifel an der Diagnose. Die Schuppenflechte ist eine genetische Krankheit, die zwar kommt und geht. Aber ein erstmaliges Auftreten im Alter Ihrer Tochter ist schon etwas ungewöhnlich.

Wenn es sich um eine parasitäre Erkrankung handelt, z.B. eine Flechte, muss das natürlich gezielt bekämpft werden.

Aber unabhängig von der Richtigkeit der Diagnose würde ich aus dem Spektrum der Biochemie immer ergänzend an die Nr. 3 (Ferrum phosphoricum D12) wegen der entzündlichen Begleiterscheinungen denken, und an die Nr. 6 (Kalium sulfuricum D6) zur Erneuerung der Hautzellen. Von beiden 3 x tgl. 1 Tabl. im Munde zergehen lassen.

Schwangerschaft

Ich habe mit Schüssler-Salzen schon sehr gute Erfahrungen gemacht ob bei Gelenkproblemen, Durchfall, Fieber usw. Im Moment bin ich schwanger. Ich bin mir unsicher, ob ich Schüßler-Salze weiterhin nehmen kann und in welchen Mengen. In dem Buch „Schüßler-Salze, kurz und bündig" steht sogar, dass man die Salze 1-2 täglich nehmen soll. Allerdings finde ich die Mengenangaben etwas utopisch (pro Tag insgesamt ca. 140 St.). Wie kann ich mir etwas Gutes mit Schüssler-Salzen tun ohne mir und dem Ungeborenen zu schaden? Gibt es entsprechende Fachliteratur? Ich würde mich über eine fachmännische Antwort freuen.

Sie schaden dem Ungeborenen auf keinen Fall mit den Schüßlersalzen. Die Mengen des zitierten Buches finde ich allerdings auch wenig sinnvoll. Wenn Sie denn eine größere Menge des jeweiligen Salzes benötigen, ist es einfacher eine oder drei Potenzen tiefer zu gehen. Jede Potenz tiefer enthält stofflich die zehnfache Menge des Salzes.

Ich würde auch nicht ständig alle 12 Salze nehmen, sondern ein bisschen gezielt nach der Literatur vorgehen und mich an meiner Symptomatik orientieren. Wenn Sie wirklich allen erdenklichen Mängeln vorbeugen wollen, nehmen Sie eine Woche lang ein oder zwei Salze, dann die nächsten.

Besonders wichtig schiene mir – wenn keine besonderen Probleme vorliegen – die Nummer 2 (Calcium phosphoricum), Nummer 7 (Magnesium phosphoricum), Nummer 11 (Silicea). Die Standarddosierung ist 3 x tgl. 1 Tabl. auf der Zunge zergehen lassen.

Schwitzen

Was hilft bei übermäßigem Schwitzen?

In erster Linie kommt es natürlich auf die Ursache des Schwitzens an. Sind das klimakterische Beschwerden, würde ich eher zu einem pflanzlichen Mittel (Cimicifuga) raten. Fragen Sie Ihren Apotheker.

Ist eine Einschränkung der Herz- oder Kreislaufleistung verantwortlich, muss natürlich das gezielt diagnostiziert und behandelt werden.

Liegen keine erkennbaren Krankheiten dem Schwitzen zu Grunde, sollten Sie einen Versuch mit der Nummer 8 (Natrium chloratum D6) machen.

Silicea und Abstoßung

Für die Haut wollte ich gerne eine „Kur" mit verschiedenen Schüssler-Salzen machen, darunter auch Silicea. Nun habe ich gelesen, dass Leute mit Implantaten jeglicher Art Silicea-Tabletten nicht einnehmen sollten, da sie zur Abstoßung führen könnten.

Derlei habe ich weder in meinen Broschüren noch sonst wo gelesen, wüsste es aber gern, da ich seit Mai ein künstliches Hüftgelenk habe. Falls Sie mir etwas dazu sagen könnten, wäre ich Ihnen sehr dankbar.

Sie können ganz beruhigt sein, Silicea wird Ihr Hüftgelenk nicht abstoßen.

Bei eitrigen Prozessen, die eingedrungene Fremdkörper abstoßen wollen, hat es die Beobachtung gegeben, dass dieser Vorgang unter Silicea besser abläuft. Daraus hat irgendwer dann die unsinnige Warnung gestrickt, die durch etliche Veröffentlichungen geistert.

Silicea und Krebs

Guten Abend, ich habe in einem Schüssler-Forum gelesen, dass, wenn man eine Autoimmunkrankheit wie z.B. Schilddrüse oder Krebs hat, man kein Silicea einnehmen darf, wegen Zellwachstum. Stimmt das? Dann wäre ja ein sehr sinnvolles Mittel völlig fehl am Platz.

Nicht Silicea ist fehl am Platz, sondern dieser abstruse Beitrag in dem Forum.

Silicea ist zwar kein Mittel spezifisch gegen Autoimmunerkrankungen oder gegen Krebs, kann aber natürlich auch von Patienten mit diesen Erkrankungen genommen werden.

Sinusitis

Ich leide seit 15 Jahren an Sinusitis. Ich wurde auch schon 3-mal operiert, jedoch alles ohne Erfolg. Das Sekret ist grün und dickflüssig. Welche Schüßler-Salze würden sie mir empfehlen? Die Apotheke hat mir Nummer 8 und 10 gegeben. Ist dieses richtig?

Im akuten Stadium kommt die Nummer 3 (Ferrum phosphoricum D12) in Frage, bei älteren Entzündungen die Nummer 4 (Kalium chloratum D6). Es gilt: jeweils 3 x tgl. 1 Tabl. im Munde zergehen lassen.

Die Nummer 8 macht vor allem Sinn, wenn die Entzündung mit starkem Fließschnupfen einhergeht. Bei der Nummer 10 sehe ich nicht so ganz den Zusammenhang, ich denke, der Apotheker wusste um weitere Probleme bei Ihnen?

Sonnenallergie

Nachdem wir sehr intensiv mit Ihrer CD arbeiten, eine große Bitte an Sie. Wir suchen eine Sonnenallergie-Prophylaxe mit einer Schüßler-Kur? Sie können uns doch sicher behilflich sein, unsere Idee: 1, 3, 11 und ? für einige Wochen ?

Die Nummer 3 (Ferrum phosphoricum D12) würde ich bei einem akuten Sonnenbrand geben. Aber die Sonnenallergie würde ich lieber mit der Nummer 2 (Calcium phosphoricum D6, evt. D3) und dem Ergänzungsmittel Nr. 21 (Zink) behandeln wollen.

Spermienbeweglichkeit

Kann Zincum chloratum Nr. 21 die Spermienbeweglichkeit beim Kinderwunsch beeinflussen? Welche biochemische Substanz kann noch helfen?

Voraussetzung ist natürlich, dass die Kinderlosigkeit tatsächlich auf eine herabgesetzte Beweglichkeit der Spermien zurückzuführen ist, und diese wiederum auf einen Zinkmangel. Dann kann Zincum chloratum D6 in der Tat helfen.

Wenn Sie den Eindruck haben, die Zinkmenge der D6 reicht nicht aus, würde ich für einen Zeitraum von 1-2 Monaten auch an die Neukönigsförder Mineraltabletten NE denken. Das Produkt ist vor über dreißig Jahren aus einer Rezeptur von mir entstanden und hat mir die Patenschaft eines Knaben eingetragen, dessen Vater ich damit behandelt habe, weil eben das oben genannte Problem vorlag.

Stoffwechselsalz

Habe nur eine Frage, es gab doch von Dr. Schüßler das Stoffwechselsalz, gibt es das noch? Wenn ja, wie kommt man daran?

Dr. Schüßler hat nie ein „Stoffwechselsalz" als Mischung verschiedener Salze benutzt, aber die Nummer 10 (Natrium sulfuricum) wird üblicherweise als Mittel zur Anregung des Stoffwechsels beschrieben.

Verschiedene Anbieter haben Salzmischungen in ihrem Programm, die aber nicht als Schüßler'sche Biochemie bezeichnet werden können.

Tabletten-Inhalt (100 mg oder 250 mg?)

Ich habe mir Schüßler-Salze von Nestmann gekauft. Jetzt habe ich gesehen, dass da 100 mg und bei den DHU-Schüßler-Salzen 250 mg draufstehen. Die Menge der Tabletten ist aber laut Angabe die Gleiche. Können Sie mir da was zu sagen?

Jeder Hersteller ist frei, im Rahmen der Bestimmungen des Homöopathischen Arzneibuches selbst die Zusammensetzung zu wählen. Von den 6 Herstellern biochemischer Tabletten haben sich 2 für 100 mg des potenzierten Salzes entschieden, die anderen für 250 mg.

Es kommt bei der Biochemie aber nicht darauf an, große Mengen eines fehlenden Salzes zu ersetzen – das muss mit der Nahrung geschehen –

sondern Signale zu setzen. Da dieses Salz ja in der D6 in die Tablette eingearbeitet wird, ergibt sich ein Unterschied von 0,000 000 250 mg zu 0,000 000 100 mg des reinen Salzes pro Tablette, was auf die Signalwirkung wenig Unterscheid ausmachen dürfte.

Therapeuten in meiner Nähe

Können Sie mir einen zuverlässigen Arzt oder Heilpraktiker in meiner Nähe nennen, der mit Schüßler-Salzen arbeitet?

Sie finden auf der Homepage des BBD (www.biochemie-net.de) ein Therapeutenverzeichnis, geordnet nach Postleitzahlen. Aber haben Sie bitte Verständnis, dass wir nicht für die Zuverlässigkeit der Therapeuten dieser Liste bürgen können.

Unkonzentriertheit

Meine Tochter, fast 9 Jahre, hat Konzentrationsschwäche, vergisst oft in der Schule Schulbücher, schreibt oft bekannte Wörter falsch, ist einfach vergesslich und kann sich schlecht konzentrieren. Da ich viel mit Schüßlersalzen arbeite, will ich ihr auch diesmal damit helfen. Dachte an Nummer 3 oder 5, weiß aber nicht genau welche, können sie mir helfen? Soll ich ihr 3 x 3 Tabletten geben?

Die Nummer 5 (Kalium phosphoricum D6) ist schon das richtige Salz zur Stabilisierung der Nerven.

Aber bitte immer dran denken, dass Vergesslichkeit und Unkonzentriertheit bei Kindern auch ganz andere Ursachen haben kann, wie Über- oder Unterforderung. Oder einfach ganz andere Interessen, als die Schule gerade verlangt.

USA

Wissen Sie vielleicht, ob Schüßler jemals in die USA gegangen und dort mit den Schüssler-Salzen therapiert hat? Dies behauptet nämlich eine englische Firma, die Schüßler-Salze herstellt, aber in einer anderen Form. Die Tabletten sind um das vierfache feiner und schmecken auch etwas süßer.

Dr. Schüßler ist definitiv nie in den USA gewesen. Bei dem britischen Angebot sollten Sie prüfen, ob es sich wirklich um homöopathisch potenzierte Mineralsalze handelt. Nur dann ist die Berufung auf Schüßler wirklich korrekt.

Warzen

Mein Mutter hat die Medikamente von euch entdeckt, und sie konnte sich selbst und auch Familienangehörigen mit den Medikamenten von Dr. Schüßler helfen. Und ich habe auch ein Problem, wo sie versucht hat, mir zu helfen. Aber das hat nichts geholfen. Mein Problem handelt sich um Warzen, ich habe sie an den Füßen und Händen. Meine Mutter hat in ihrem Buch nachgeschlagen, das auch in ihrem Angebot verkauft wird, und da stand, dass 2 x täglich auf nüchternem Magen Nr.1 und dann jeweils eine halbe Stunde vor dem Essen Nr. 14 und nach dem Essen Nr. 10 helfen soll. Na ja, ich nehme die Medikamente zwar immer noch, aber ich merke noch immer keine Wirkung. Kann das sein, dass ich das falsche Medikament einnehme?

Jedes Buch, das über Biochemie geschrieben wird, enthält neben allgemein bewährten Empfehlungen auch sehr subjektive Erfahrungen des jeweiligen Autors. Darum können Buchempfehlungen und auch eine solche eMail-Antwort wie diese nur Grundsätzliches zur Wirkung der Schüßlermittel sagen, nie aber eine individuelle Diagnose und Therapie ersetzen.

Ich denke, Sie sollten einmal einen Hautarzt oder Heilpraktiker in Ihrer Umgebung aufsuchen, damit er gezielt vorgehen kann. Was die Dauer einer Therapie mit Schüßlersalzen angeht, darf man natürlich nicht allzu ungeduldig sein. Ich kann mir auch vorstellen, dass ein homöopathisches Mittel wie Thuja D6 zusätzlich helfen kann.

Wechselweise einnehmen

In Ihrer Broschüre „Dr. Schüßlers Biochemie – 12 Mineralsalze für unsere Gesundheit“ schreiben Sie auf der Seite 13, dass bei der Einnahme von mehreren Mitteln diese „im Wechsel gegeben werden“ sollen. Wie ist das zu verstehen? Sollen die Funktionsmittel nicht gemischt eingenommen werden, sondern im Laufe des Tages, der Woche oder kurmäßig einzeln und danach das nächste Funktionsmittel genommen werden?

„Im Wechsel nehmen" bedeutet, nicht zusammen sondern nacheinander, wobei einige Minuten Abstand zwischen den einzelnen Mitteln genügen. Möchte man wegen vieler Beschwerden mehr als 2 oder 3 verschiedene Salze verwenden, kann es auch sinnvoll sein, den einen Tag Gruppe 1, den nächsten Tag Gruppe 2 zu nehmen. Aber das hat lediglich praktische Gründe, keine esoterischen oder dogmatischen.

Wechselwirkung

Welche chemische Reaktion entsteht denn, wenn man mehrere Salze zusammen einnimmt?

Wir sollten die Begriffe „chemische Reaktion" und „Wechselwirkung" trennen.

Unter einer Wechselwirkung verstehen wir die gegenseitige Beeinflussung zweier Medikamente im Sinne einer Wirkungssteigerung oder -minderung. Die ist in der Tat bei biochemischen Mitteln nicht zu erwarten.

Unter der chemischen Reaktion würde ich eine Umsetzung der Verbindungspartner verstehen, z.B. dass Kalium chloratum und Calcium sulfuricum sich schon vor der Resorption zu Kalium sulfuricum und Calcium chloratum umsetzen. Auch das ist nicht zu erwarten.

Weiter gibt es Agonisten und Antagonisten, Substanzen die einander entgegen wirken. Im Körper kann Ihr Organismus das sehr gut steuern, denn Sie brauchen ja jederzeit alle Mineralien. Lediglich bei der Aufnahme können sich Antagonisten gegenseitig bei der Resorption behindern. Darum empfehlen wir auch immer, verschiedene Salze nicht zusammen sondern nacheinander zu nehmen.

Die beste Wirkung erzielen Sie, wenn Sie die Tabletten nicht schlucken, sondern auf der Zunge oder im Munde zergehen lassen. Sie ersparen der kleinen Salzmenge damit den langen Weg über Magen, Darm und Leber, auf dem schon manches verbraucht wird, ehe es generalisiert im Körper wirken kann.

Weißfleckenkrankheit, Vitiligo

Mit Interesse habe ich Ihren Bericht „Die Salze des Lebens" in der Apotheken-Umschau gelesen. Meine Frage: Wissen Sie, ob es Erfolge mit der Salztherapie gibt bei Vitiligo? Bei Kalium sulfuricum steht u.a.: Geeignet bei Haut- und Lebererkrankungen. Ersteres wäre bei mir der Fall.

Bei der Weißfleckenkrankheit handelt es sich um den Untergang von Melanozyten, jenen Zellen, die Pigmente bilden. Es gibt Erfahrungen, dass Kupfer auf die Pigmentbildung einwirkt. Ich würde darum einen Versuch mit dem Ergänzungsmittel Nr. 19 (Cuprum) versuchen. Aber bitte: es ist ein Versuch. Kalium sulfuricum macht mehr Sinn bei abschuppenden Hauterkrankungen.

Weizenstärke

Können Sie mir mitteilen, ob bei den Schüssler-Salzen der DHU außer dem entsprechenden Mineral noch weitere Stoffe zugesetzt sind? Ich habe ein Schüßler-Präparat aus der Schweiz gesehen, das u.a. Weizenextrakt enthält. Da ich allergisch auf Weizen bin, muss ich die genaue Zusammensetzung kennen, ehe ich ein Präparat einnehmen kann.

Vorab möchte ich darauf hinweisen, dass Sie in Deutschland korrekte Schüßlersalze nur in der Apotheke bekommen.

Alle enthalten zum Potenzieren Lactose. Die Tabletten der Firmen DHU und ISO enthalten als Bindemittel Weizenstärke, die der Firmen Pflüger, Bombastus und Nestmann enthalten Kartoffelstärke, die der Firma Reckeweg Zellulose.

Als weiteres Hilfsmittel für die Tablettierung wiederum enthalten alle entweder Magnesiumstearat oder Calciumdocosanoat.

Bei der Weizenproblematik handelt es sich in der Regel nicht um eine echte Allergie, sondern um eine Unverträglichkeitsreaktion. Der Unterschied ist wichtig, weil die Allergie mengenunabhängig ist, also Weizen in jeder Form streng vermieden werden muss, was heute kaum durchführbar ist. Die Unverträglichkeitsreaktion ist mengenabhängig und tritt bei den winzigen Mengen, die Sie bei normaler Dosierung (3 x tgl. 1-2 Tabl.) zu sich nehmen, nicht auf.

Wirksamkeitsnachweis

Vielleicht erinnern Sie sich noch, dass Sie mir kürzlich eine Anfrage beantwortet hatten? Heute nun möchte ich Ihnen etwas mitteilen, das Sie vielleicht interessiert und mich daher auf Ihre Rückantwort gespannt macht. Zur Sache: Ich leide unter sehr starkem Tinnitus und gehöre im Internet einem Tinnitus-Forum an. Ich hatte im Forum einem Mitbetroffenen den Ratschlag gegeben, es doch vielleicht einmal mit Schüßler-Salzen zu versuchen, was ich gerade auch tue. Die Rückantwort des Forumvorsitzenden ist wie folgt:

„Schüßler-Salze sind eine naturheilkundliche Therapieform, deren angenommener Wirkmechanismus mit dem allgemein anerkannten Wissensstand von Medizin und Physiologie kollidiert. Die Wirksamkeit der Schüßler-Salze wie auch der Homöopathie ist nicht nachgewiesen und konnte nicht durch klassische schulmedizinische Testmethoden (z.B. Doppel-Blindtest) nachgewiesen werden. Jedes Medikament muss, um zugelassen zu werden, nachweisen, dass es stärker wirksam ist als ein Placebo. Homöopathische Mittel und sonstige paramedizinische Wunderarzneien müssen das nicht! Warum wohl, sie versagen eben in solchen Tests. Keine einzige Studie mit wissenschaftlich zufrieden stellender Methodik hat jemals die Wirksamkeit von Homöopathie erwiesen; dennoch halten sich Homöopathen für Heiler, obwohl sie zum guten Teil Gedankengut des 18. Jahrhunderts vertreten."

Soweit aus der Mail des Forum-Leiters; es folgen aber noch mehr negative Hinweise auf dubiose Werbeaussagen unterschiedlicher Glaubhaftigkeit. Gespannt bin ich nun wirklich, was Sie dazu sagen, denn ich nehme die Salze ja auch! Stimmt es, dass sie nichts bringen? Das wäre ja geradezu katastrophal.

Der Streit zwischen naturheilkundlichen Richtungen und einer schulmedizinisch ausgerichteten Medizin ist ca. 200 Jahre alt, und wird auch nicht enden.

Richtig ist, dass es für Homöopathie keine randomisierten Doppelblindstudien gibt und auch nicht geben kann, weil sich die Homöopathie nicht gegen bestimmte Krankheiten richtet, sondern an den Patienten mit seinen individuellen Konstitutionsmerkmalen.

Die Stiftung Warentest hat kürzlich mit großem Getöse ein Buch vorgestellt, in dem nahezu alle alternativen Therapien „verrissen" wurden, ausgenommen zwei oder drei, an denen die Autorin auch beteiligt war. Das Buch musste nach einigen Wochen wieder vom Markt genommen werden, weil es gravierende Fehler enthielt, z.B. die Behauptung, bestimmte homöopathische Mittel seien nicht wirksam.

Die Biochemie nach Schüßler verwendet zwar homöopathisch potenzierte Mineralsalze, jedoch nicht nach dem Hahnemannschen Prinzip „Ähnliches mit Ähnlichem", sondern um die Bioverfügbarkeit zu verbessern. Es geht hier um die Ergänzung fehlender Mineralstoffe in einer gut verträglichen und gut resorbierbaren Form. Das steht übrigens voll auf dem Boden einer naturwissenschaftlichen Medizin.

Für Mineralien, Spurenelemente und Vitamine gibt es im Allgemeinen – Ausnahmen bestätigen die Regel – auch keine „evidenzbasierten Wirksamkeitsbelege", weil sich nie trennen lässt, was hat das Mineral aus der täglichen Nahrung getan, und was das Mineral aus der ergänzenden Pille.

Mir ist nicht ganz klar, ob das Zitat nun die Meinung des Selbsthilfeleiters darstellt, oder ob es irgendwo aus dem Internet stammt. Wie auch immer, es strotzt von Voreingenommenheit und Einseitigkeit und wird der berechtigten Diskussion zwischen den Therapierichtungen in keiner Weise gerecht.

Auch war nicht ganz erkennbar, ob das mit der „Werbung unterschiedlicher Glaubhaftigkeit" sich nun auf die im Internet zu findenden Werbung unterschiedlichster Quellen für Biochemie bezieht oder auf die Werbung im Randgefüge des Selbsthilfeforums? Das ist das Problem bei der Suche nach Informationen im Internet, dass man neben wertvollen Infos auch auf eine Fülle dubioser Geschäftemacherei stößt, egal, wonach man sucht.

In dem Zusammenhang sei mir der Hinweis gestattet, dass gerade die Selbsthilfeforen – was nicht unbedingt für das von Ihnen kontaktierte zutreffen muss – sich inzwischen in erschreckendem Ausmaß in der Hand pharmazeutischer Firmen befinden oder von diesen zielgerichtet gesponsert werden.

Wundheilung

Ich bitte um Rat bezüglich einer schlecht heilenden Wunde am Ellenbogengelenk bei einem Patienten unserer Klinik mit Diabetes mellitus Typ II. Welche Mineralsalze bzw. Salben von Dr. Schüßler können hier angewandt werden? Für eine baldige Rückmeldung wäre ich sehr dankbar.

Das wichtigste dürfte die sorgfältige Einstellung des Diabetikers sein, da ja bekanntlich beim Diabetes Wunden schlecht heilen – vor allem in der Peripherie. Deswegen macht mich der Ellbogen ein wenig stutzig. Ist sicher ausgeschlossen, dass kein Malignom dahinter steckt?

Wenn eine Salbe angezeigt ist, dann die Nummer 3 (Ferrum phosphoricum), die würde ich auch als Tablette in der D12 geben. Ergänzend vielleicht das Ergänzungsmittel Nr. 21 (Zink).

Wundränder

Ich bin im Pflegedienst tätig und bestreue mit Erfolg die Wundränder bei Cystofixen, PEG, Intertrigo usw. gerne mit zerbröselten Schüßler-Tabletten. Ist das in Ordnung oder lässt sich das wissenschaftlich belegen?

Eine Verbesserung der Wundheilung durch die äußerliche Anwendung zerstoßener biochemischer Tabletten ist wissenschaftlich nicht belegt, doch weiß ich, dass verschiedene Therapeuten über positive Erfahrungen berichtet haben, in die natürlich auch immer subjektive Wahrnehmung einfließt.

Schon vor Jahren gab es die Empfehlung, Wundränder, offene Beine oder den Decubitus mit Puderzucker zu behandeln. Nehmen Sie statt dessen biochemische Tabletten, kommt zum Zucker-Effekt der Nutzen der Mineralsalze, insbesondere bei allen entzündlichen Erscheinungen die Wirkung der Nr. 3 (Ferrum phosphoricum D12). Unbedingt aber ist darauf zu achten, dass die Tabletten wirklich äußerst sorgfältig zermörsert werden, damit nicht Tabletten-Bröckchen die Wunde zusätzlich reizen.

Zähne, kälteempfindlich

Ich nehme seit einiger Zeit die Salze 3, 5 und 7. Kann eine danach aufgetretene starke Kälteempfindlichkeit der Zähne in Verbindung zu den Salzen stehen?

Die Salze setzen mit Sicherheit keine Zahnschäden. Dennoch will ich einen Zusammenhang nicht ganz ausschließen. Ich kann mir vorstellen, dass Sie mit der Nummer 3 Ihre körpereigenen Abwehrkräfte mobilisiert haben, die nun einen alten vor sich hin schwelenden Zahnherd zum Abheilen bringen. Dabei flackert die Entzündung natürlich auf und der Zahn wird empfindlich.

Zöliakie

Da ich an Zöliakie leide, möchte ich gerne wissen, ob die Schüßler Salze glutenfrei sind.

Die Schüßlersalze der Firmen DHU und ISO enthalten als Bindemittel Weizenstärke, aber in so geringer Menge, dass auch der Zöliakiepatient keine Probleme erwarten muss. Wenn Sie ganz sicher gehen wollen, nehmen Sie Tabletten der Firmen Pflüger, Bombastus, Nestmann oder Dr. Reckeweg, die alle Kartoffelstärke verwenden.

Zusammen nehmen

Wie ist die Einnahme bei mehreren Mitteln von Schüssler-Salzen? Kann ich mehrere auf einmal nehmen, oder muss ich Zeitabstände einhalten? Ich habe wohl ein Buch, doch ich konnte nichts finden.

Sie müssen keine Pausen einhalten. Aber wir empfehlen, die Tabletten nicht zusammen, sondern nacheinander einzunehmen, da sich einige der Mineralien gegenseitig bei der Resorption stören.

Die 12 Biochemischen Mittel

1 Calcium fluoratum (Calciumfluorid)

Calciumfluorid härtet schon in winzigen Spuren den Knochen und die Zähne. Das weiß auch die Schulmedizin, setzt Fluoride aber in einer aus unserer Sicht bedenklich hohen Konzentration bei Alten gegen die Osteoporose und bei Kindern gegen die Karies ein. Wir ziehen die bewährte und unschädliche homöopathische D12 für eben diese Anwendungsgebiete vor. Traditionell hat sich Calciumfluorid zudem bei Hornhautbildung, Schrunden und Hautrissen bewährt.

2 Calcium phosphoricum (Calciumphosphat)

Calciumphosphat ist der Hauptbaustein für Knochen und Zähne. Bei Wachstumsstörungen, schlecht heilenden Brüchen und Osteoporose ist Calciumphosphat das Mittel der Wahl, g.F. auch als D3. Schüßler hat Calciumphosphat auch gegen die perniziöse Anämie angewendet. Wir wissen heute, dass die Funktion der Bauchspeicheldrüse von einer ausreichenden Calciumversorgung abhängig ist, und dadurch die Blutbildung und Aufnahme aller Nährstoffe verbessert wird. Die Muskelkontraktion sowohl am Herzen, an der Gebärmutter und am Skelett wird durch Calcium angestoßen.

3 Ferrum phosphoricum (Eisenphosphat)

„Ferrum phosphoricum“ ist das klassische Entzündungsmittel in der Biochemie. Es stärkt die körpereigene Immunabwehr bei akuten Infektionen, bei frischen Wunden, Quetschungen, Verstauchungen und Blutungen. Es kann auch ergänzend zu einer schulmedizinischen Therapie eingesetzt werden. Das in den roten Blutkörperchen enthaltene Eisen nimmt bei der Einatmung den Sauerstoff aus der Luft auf, um ihn allen Geweben des Körpers zuzuführen. Transport und Umsetzung von Sauerstoff ist vom Eisen abhängig. Gegen die Eisenmangel-Anämie und zur Verbesserung des Energie-Potenzials würden wir die Nummer 3 auch in der homöopathischen D3 empfehlen.

4 Kalium chloratum (Kaliumchlorid)

Kaliumchlorid ist ein Bestandteil fast aller Körperzellen und steht in enger Beziehung zum Faserstoff, dem kollagenen Bindegewebe. Das sind

Bandscheiben, Sehnen, Bänder, Gelenkkapseln und Gelenkknorpel. Dieses Gewebe ist besonders anfällig für Störungen des Säure-Basen-Haushaltes. Darum wird Kaliumchlorid auch bei allen Verschleißerscheinungen und Entzündungen des Bindegewebes eingesetzt. Ebenso bei allen anderen Entzündungen, die ins chronische Stadium übergehen.

5 Kalium phosphoricum (Kaliumphosphat)

Kaliumphosphat ist ein wichtiger Bestandteil aller Nervenzellen, ob im Gehirn, in den motorischen, sensiblen oder vegetativen Nerven. Es ist für das so genannte Ruhepotenzial der Nerven verantwortlich, also für die nervliche Stabilität. Schon Schüßler hat es erfolgreich gegen alle nervlichen und seelischen Probleme und gegen die Depression eingesetzt. Darüber hinaus gilt es als Energeticum bei Herz- und Kreislaufschwäche.

6 Kalium sulfuricum (Kaliumsulfat)

Kalium sulfuricum befindet sich in den äußeren Hautzellen und Hautanhanggebilden, wie Haare und Nägel. Es findet Anwendung bei allen abschuppenden Hauterkrankungen, wie Masern, Scharlach, Röteln, Neurodermitis und Schuppenflechte. Es kann zudem sehr alte vor sich hin schwelende Entzündungen aktivieren und dem natürlichen Heilungsprozess wieder zuführen.

7 Magnesium phosphoricum (Magnesiumphosphat)

Magnesiumphosphat als Ergänzung zur Nummer 5 (Kaliumphosphat) hilft, die Nerven und die Psyche zu stabilisieren. Als „Heiße Sieben“ (10 Tabletten in heißem Wasser) ist es zudem ein prompt wirkendes Spasmolytikum. Es löst Krämpfe der Hohlorgane, z.B. Herz-, Waden-, Magen-, Darm-, Nieren- und Gallenkoliken. Schmerzstillende Mittel der Schulmedizin können unter Magnesiumphosphat in der Dosis verringert werden.

8 Natrium chloratum (Natriumchlorid, alt auch Natrium muriaticum)

Natriumchlorid reguliert die Wasseraufnahme und Wasserabgabe der Zellen und wird bei allen Störungen des Wasserhaushaltes angewendet. Ein wässriges und gedunsenes Gesicht, Tränen- und Speichelfluss, wässriger Nasenkatarrh und Bläschenausschlag sind die Hauptanwendungen. In einer homöopathischen D12 kann es bei mildem Bluthochdruck regulierend wirken.

9 Natrium phosphoricum (Natriumphosphat)

Dr. Schüßler gab diesem Salze große Bedeutung bei dem Kohlensäureaustausch des Blutes in den Lungen, bei der Lösung der Harnsäure im Blut, beim Verstoffwechseln der Fettsäuren und bei übermäßiger Milchsäurebildung. Es ist darum auch angezeigt bei Rheuma, Gicht, Ischias und Fibromyalgie. Da das heutige Wissen um die Säureschäden erst 50 Jahre nach Schüßler Eingang in die Medizin fand, zeugt seine Beschreibung von exzellenter Beobachtungsgabe und Schlussfolgerung.

10 Natrium sulfuricum (Natriumsulfat)

Dieses Schüßlersalz erhöht die Nieren- und Blasentätigkeit und beeinflusst die Tätigkeit des Darmes, besonders des Dickdarmes, der Leber und der Bauchspeicheldrüse. Es findet darum Verwendung bei Nierengrieß, Gallenstauung und Leberbeschwerden, bei Verstopfung wie auch Durchfall. Es ist das „biochemische Reinigungsmittel".

11 Silicea (Kieselsäure)

Schon lange vor Schüßler wussten die Menschen, dass Silicea ein wichtiger Bestandteil des kollagenen Bindegewebes, der Haare, der Nägel und der Knochen ist. Silicea gibt den Geweben Halt, Festigkeit und Widerstandsfähigkeit und wird darum bei allen Bindegewebserschlaffungen angewendet, z.B. Senkungen, Krampfadern und vorzeitiges Altern. Vor allem aber bei allen degenerativen Verschleißerscheinungen des Bindegewebes, wie Arthrosen, Bandscheibenschäden, Sehnen- und Bänderprobleme. Moderne Forschungen geben Anlass zu der Überlegung, ob ein Siliceamangel nicht eine der Ursachen für Arterienverkalkung sein kann.

12 Calcium sulfuricum (Calciumsulfat)

Dr. Schüßler hat in den letzten Jahren seines Lebens aus theoretischen Überlegungen heraus Calciumsulfat nicht mehr verwendet. Es war jedoch schon so etabliert, dass die heutigen Biochemiker es nicht mehr missen möchten. Es findet vor allem Anwendung bei Abszessen, Furunkeln, Karbunkeln und allen chronischen Eiterherden.

Ergänzungsmittel

Die so genannten Ergänzungsmittel stammen nicht von Dr. Schüßler (siehe Seite 35 f.). Allgemein bekannt sind die Ergänzungsmittel 13-24, die im folgenden kurz beschrieben werden. Es ist ratsam, bei der Wahl eines Ergänzungsmittels einen Therapeuten zu Rate zu ziehen.

13 Kalium arsenicosum

Kalium arsenicosum (Kaliumarsenit) hat vor allem eine Beziehung zur Haut. Anwendung bei schwer zu beeinflussenden Hautleiden, chronischen Hauterkrankungen mit heftigem Jucken, bei Nervenstörungen, Schwächezuständen, Lähmungen und Krämpfen. Kalium arsenicosum hat sich außerdem bewährt bei Abmagerung, Bleichsucht und wässrigen Durchfällen.

14 Kalium bromatum

Kalium bromatum (Kaliumbromid) wirkt vorrangig auf die Haut und das Nervensystem. Wird angewendet bei Hirnreizung, als Beruhigungsmittel sowie bei Schlafstörungen. Kalium bromatum kommt ferner bei Schilddrüsenerkrankungen, Schleimhautreizungen und nervösen Sehstörungen in Frage.

15 Kalium jodatum

Kalium jodatum (Kaliumjodid) ist in fast allen Zellen des Körpers enthalten, vor allem in der Schilddrüse, in Leber, Milz, Nieren, Magen, Haut, Haaren und in den Nägeln. Es beeinflusst die Blutzusammensetzung, dämpft erhöhten Blutdruck, dient der Anregung der Herz- und Hirntätigkeit, fördert den Appetit und die Verdauung. Wegen seines Jodgehaltes ist Kalium jodatum ein geeignetes Mittel zur Behandlung von Schilddrüsenstörungen. Kalium jodatum wird des weiteren bei Arteriosklerose und rheumatischen Gelenkschwellungen angewendet.

16 Lithium chloratum

Lithium chloratum (Lithiumchlorid) ist besonders wirksam bei gichtisch rheumatischen Erkrankungen mit schmerzhafter Anschwellung und Versteifung der Gelenke, bei allgemeiner Erschöpfung und Abmagerung sowie bei Entzündungen der ableitenden Harnwege. In neuerer Zeit hat

Lithium chloratum bei der Behandlung manisch-depressiver Zustände Bedeutung erlangt.

17 Manganum sulfuricum

Manganum sulfuricum (Mangansulfat) wird in der Regel im Wechsel mit Ferrum phosphoricum bei Blutarmut, Bleichsucht, Blutungen, Ermüdungszuständen und Zirkulationsstörungen, ferner bei wandernden rheumatischen Beschwerden und Zahnschmerzen verwendet.

18 Calcium sulfuratum

Calcium sulfuratum (Kalziumsulfid, Schwefelleber). Über dieses Ergänzungsmittel ist noch wenig bekannt. Als Anwendungsgebiete werden Erschöpfungszustände mit Gewichtsverlust (trotz Heißhunger) angegeben.

19 Cuprum arsenicosum

Cuprum arsenicosum (Kupferarsenit) hat sich bei Neuralgien, Ischias, Muskelkrämpfen und Epilepsie bewährt. Es lindert ferner die Kolikschmerzen bei Magen-Darm-Katarrh und kommt bei wassersüchtigen Erscheinungen im Zusammenhang mit Nierenleiden zur Anwendung.

20 Kalium aluminium sulfuricum

Kalium aluminium sulfuricum (Kalium-Aluminiumsulfat, Alaun) wird verordnet bei Verstopfungs- und Blähungskoliken, Schwindelgefühl und Irritationen des Nervensystems.

21 Zincum chloratum

Zincum chloratum (Zinkchlorid) ist konstanter Bestandteil der Zellen, vieler Enzyme und Gewebesäfte. Die Bedeutung für das Wachstum und den normalen Ablauf zahlreicher Stoffwechselvorgänge ist unstrittig. Zincum chloratum wirkt vor allem auf Gehirn und Rückenmark. Bei Nervenkrankheiten, nervöser Schlaflosigkeit, Hirnreizungszuständen und krampfartigen Beschwerden, vor und während der Menstruation hat sich Zincum chloratum als nützlich erwiesen. Ein Therapieversuch ist auch bei Zuckerkrankheit angezeigt.

22 Calcium carbonicum

Calcium carbonicum (Kalziumkarbonat) wird bei frühzeitigem Altern verwendet, bei chronischen Schleimhautkatarrhen der Augen, Ohren und Luftwege sowie bei Lymphdrüsenschwellungen. Calcium carbonicum ist auch in der Kinderpraxis bei pastös-lymphatischen Pyknikern ein bewährtes Mittel.

23 Natrium bicarbonicum

Natrium bicarbonicum (Natriumbikarbonat, Natron) aktiviert den Stoffwechsel (Ausscheidung von harnpflichtigen Substanzen wie Harnsäure u.a.) und die Tätigkeit der Bauchspeicheldrüse.

24 Arsenum jodatum

Arsenum jodatum (Arsentrijodid) wirkt hauptsächlich auf die serösen Häute der Lymphdrüsen und der Lunge sowie auf die Haut (nässende Ekzeme, jugendliche Akne). Anwendungsgebiete sind auch die mit Abmagerung und großer Ermattung einhergehenden Lungenkrankheiten und die mit chronischem Darmkatarrh verbundene Auszehrung der Kinder. Auch Heuschnupfen und Bronchialasthma werden als Anwendungsgebiete genannt.

Aufsätze und Manuskripte

Zu verschiedenen Themen hat Hans-Heinrich Jörgensen Aufsätze und Manuskripte geschrieben, die vielleicht auch für Sie von Interesse sind. Sie finden diese Artikel im Internet unter www.nam.de. Hier eine Auswahl der Themen:

„Weder Gesundheit noch Reform“ (2007)
„Sportler brauchen Mineralien“ (2007)
„Von der Wiege bis zur Wehrpflicht – Biochemie für Kinder und Jugendliche“ (2007)
„Buchführung und Wirtschaftlichkeitsberechnungen für pferdehaltende Betriebe“ (2007)
„HWS-Schulter-Arm-Syndrom“ (2007)
„Den Kleinen eine Chance“ (2006)
„Sterben dürfen und Patientenverfügung“ (2006)
„Angina pectoris“ (2006)
„Paragraph paradox“ (2006)
„Arbeits- und Steuerrecht für Pferdehaltungsbetriebe“ (2006)
„Nicht alles ist eine Allergie ....“ (2006)
„Schüßlers Biochemie in der Tiermedizin“ (2005)
„Morbus Raynaud“ (2005)
„1984 oder Der gläserne Bürger“ (2005)
„Die Freiheit stirbt scheibchenweise“ (2004)
„Traue keiner Statistik ...“ (2004)
„Niedriger Blutdruck“ (2004)
„Quo vadis, Naturheilkunde?“ (2004)
„Sind wir alle übersäuert?“ (2004)
„Blutdruck senken um jeden Preis?“ (2003)
„Kleine Menge – große Wirkung“ (2003)
„Vom Heil und vom Heilen“ (Weihnachten 2002)
„ADHS – Das anstrengende Kind und Schüßlers Biochemie“ (2002)
„Osteoporose – der Preis für's älter werden“ (2002)
„Tabula rasa bei Naturheilmitteln“ (2002)
„Krebs – was nun, was tun?“ Messer oder Mistel? (2002)
„Hoher Blutdruck – einmal anders gesehen“ (2002)
„Zur Bedeutung des Säure-Basen-Haushaltes für die Onkologie“(2001)
„Naturheilkunde – Herausforderung und Chance“ (2001)

„Arthrose und Osteoporose – unabdingliches Altersschicksal ?“ (2000)
„Die Biochemie im 21. Jahrhundert“ (2000)
„Wie gründe ich einen biochemischen Verein ?“ (1998)
„Wer war dieser Schüßler eigentlich ?“ (1998)
„Wechseljahre – es geht auch ohne Hormone“ (1998)
„Das fröhliche Molekül“ (1998) von Hans-Heinrich Jörgensen
„Mangelzeichen-Tabelle“ (1998)
„Der Patient zwischen Arzt und Heilpraktiker“ (1997)
„Die Naturheilkunde im Würgegriff der Bürokratie“ (1997)
„Der Weg durch die Hecke“ (1996)
„Das Kalium-Mißverständnis – Säure-Basen-Haushalt“ (1995)
„Dr. Schüßlers Biochemie und die moderne Medizin“ (1995)
„Altern ist keine Krankheit“ (1994)
„Allergie, mehr Freund als Feind“ (1994)
„ Organische Mineralien und destilliertes Wasser“ (1994)
„120 Jahre Biochemie“ (1994)
„Praktische Untersuchung des Herzens“ (1992)
„Abwehrkraft und Biochemie“ (1992)
„Diagnostische Checkliste“ (1991)
„Im Schattendasein – die Bauchspeicheldrüse“ (1988)
„Neuraltherapie – Sekundenphänomen und Störfeldsuche“ (1988)
„Angina pectoris – differentialdiagnostische Überlegungen“ (1987)
„Depression, die erfundene Diagnose“ (1986)
„Leistungssport und Mineralbedarf“ (1984)
„Psychotherapie und Wirklichkeit“ (1982)
„Der Heilpraktiker und die Arznei“ (1965)
„Ohne mich – Staat und Gesellschaft, was gehen sie mich an?“ (1964)

Über die einzelnen Mineralstoffe:
Calcium
Natrium
Eisen
Zink
Mangan
Kupfer
Silicea